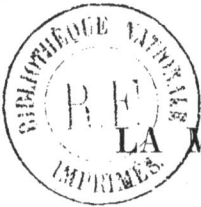

LA MÉDECINE ET L'ART

EN NORMANDIE

N° **98**

LA

MÉDECINE ET L'ART

EN NORMANDIE

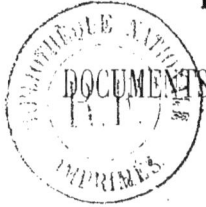

DOCUMENTS POUR SERVIR A L'HISTOIRE DE LA MÉDECINE

EN NORMANDIE

PAR

MM. Ch. de BEAUREPAIRE, P. DEROCQUE, A. HALIPRÉ, René HÉLOT

C. NICOLLE, G. PANEL, P. PETIT, A. POUSSIER, M. TRÉNEL

Avec une préface de M. Ch. de BEAUREPAIRE

(15 planches hors texte et 5 figures dans le texte)

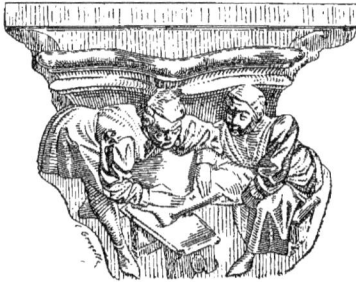

ROUEN

LESTRINGANT, ÉDITEUR

Rue Jeanne-Darc, 11

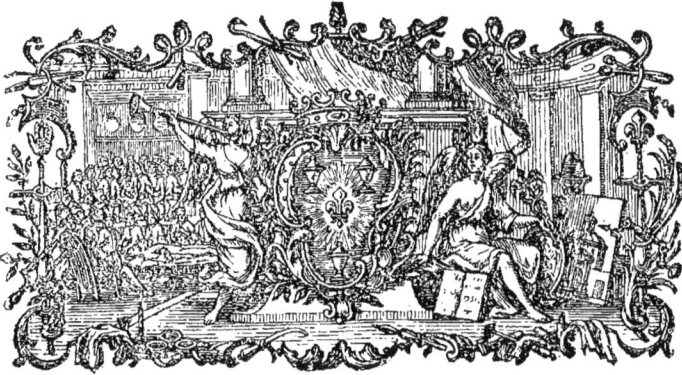

PRÉFACE

Le présent volume est formé de douze mémoires extraits de la Revue Médicale de Normandie, dont le premier bulletin porte la date du 10 janvier 1900. Un coup d'œil suffit pour reconnaître que, tout en se rattachant à la médecine et à la chirurgie, ils ne laissent pas de présenter un réel intérêt, en tant que documents historiques et archéologiques. C'est assurément une noble distraction, pour des hommes voués aux occupations les plus sérieuses et les plus absorbantes, de consacrer une partie de leurs loisirs à rechercher ce qui, dans les œuvres artistiques et littéraires du passé, offre quelque rapport avec l'objet de leurs études professionnelles. Le public ne peut manquer de leur savoir gré de la communication qu'ils veulent bien lui faire du fruit de leurs recherches. Il lira, avec autant de plaisir que de profit, les statuts du métier de barberie de la ville de Rouen de 1407, 1412 ; — les mémoires de M. Derocque sur la fondation de l'Hospice-Général de cette ville ; sur la saignée ; sur un procès intenté, vers le milieu du XVII⁰ siècle, à un « médecin aux urines » ; — celui de M. Halipré sur un vitrail de l'église Saint-Patrice où l'on voit représenté saint Pierre guérissant un malade ; — celui de M. René Hélot, à propos de lettres de Henri IV qui nommaient Roch Le Baillif de la Rivière surintendant des eaux minérales de France ; — ceux de M. C. Nicolle, sur les urologues normands; sur sainte Apollonie, que l'on invoque pour le mal de dents, sujet dont le choix paraît avoir été déterminé par cette gracieuse statue d'un sculpteur anonyme employé, sous la direction du regretté M. Barthélemy, à la décoration du portail aux Libraires de notre Cathédrale; — le mémoire de M. Panel sur Jacques de Cahaignes; — celui de M. P. Petit sur l'énervation et la légende des énervés de Jumièges; — ceux de M. Poussier sur la corporation des apothicaires, épiciers, ciriers de Rouen, et sur les jetons de cette corporation; — enfin, celui de M. Trénel, sur le Lai d'Aristote. On aime à retrouver dans ces divers travaux le style simple et précis qui distingue, en général, la littérature médicale dont Bichat fut un des plus illustres représentants[1]. Des photocollographies, exécutées avec le plus grand soin, ont été jointes au texte; elles répondent au goût de notre époque et ajoutent à l'intérêt de la publication.

Les savants rédacteurs de la Revue Médicale ne s'en tiendront pas à ce premier essai. La biographie et la bibliographie médicales, limitées à la Normandie, comme le titre l'indique, leur offrent un champ fort étendu où bien des découvertes leur sont réservées. Si plusieurs des médecins du XVIIIe siècle, tels que ceux qui furent les principaux fondateurs de l'Académie de Rouen, nous sont à présent connus, combien d'autres mériteraient de voir leurs noms tirés de l'oubli? Il y a peu de temps, celui de Ménard n'éveillait chez nous aucun souvenir. C'est M. Panel qui a remis en lumière le mérite de cet habile chirurgien. C'est au même auteur qu'est due une excellente biographie de Cahaignes, que l'Académie des Sciences, Belles-Lettres et Arts de Caen, a couronnée, avec les plus grands éloges. Le chanoine Le Pigny, qui fonda pour les médecins de notre ville la confrérie de Saint-Luc, n'avait point non plus échappé à l'oubli. M. Brunon a remis son nom en honneur et a fait reproduire sa médaille. Plus récemment, M. Léon Duval, d'Alençon, nous fournissait des renseignements sur Hervé Fierabras dont la vogue fut assez grande vers le milieu du XVIe siècle, et qui est l'auteur d'un traité de chirurgie, devenu d'une grande rareté. Ces révélations nous en promettent beaucoup d'autres non moins curieuses. Ne peut-on pas espérer qu'un médecin érudit aura la

1. Voir l'Essai de littérature médicale, Paris, 1846, dédié par le Dr L.-H. Baratte au docteur Quesnel, médecin à Rouen.

bonne fortune de découvrir la date de la naissance de Guy De la Brosse, l'illustre fondateur du Jardin des Plantes de Paris, point qui reste encore obscur, au grand regret de M. Hamy, Membre de l'Académie des Inscriptions et Belles-Lettres?

A la suite des médecins qui se sont distingués par des écrits, il y aurait lieu, ce me semble, de réclamer une place pour des praticiens qui, par leurs services, ont bien mérité de l'humanité.

Dans cette pensée, à titre d'exemple et pour répondre à l'aimable et trop flatteuse invitation de M. le Dr Derocque, je consigne, aux dernières pages de ce recueil, quelques notes relatives à une famille de chirurgiens qui me paraît avoir quelque droit à la reconnaissance publique, à celle des médecins en particulier. Le sujet n'a pas d'incidents notables; il était simple et peu difficile à traiter. On me permettra de dire que c'est précisément pour cela que je m'y suis arrêté.

Ch. de BEAUREPAIRE.

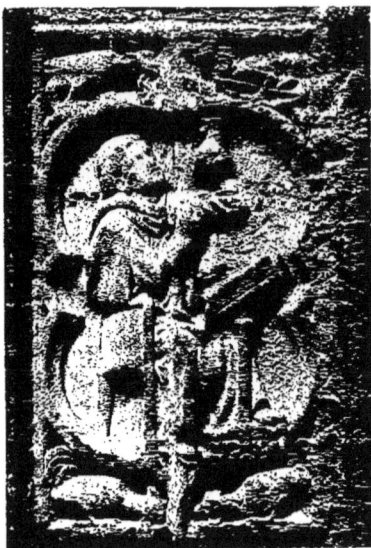

FIGURE I

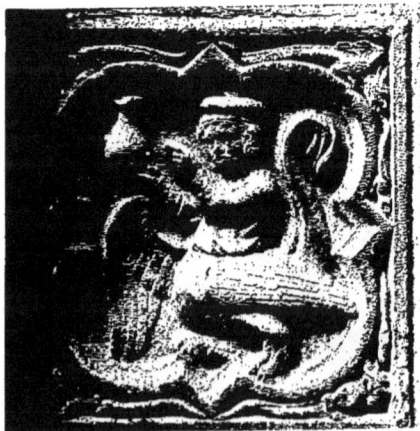

FIGURE II

BAS-RELIEF DU PORTAIL DES LIBRAIRES

(Cathédrale de Rouen)

ICONOGRAPHIE MÉDICALE NORMANDE

I

Les Urologues normands

L'examen des urines date des premiers temps de la médecine et les déductions qu'une observation grossière permet d'en tirer étaient mises à profit par nos ancêtres dès la période hippocratique.

Dans un de ces articles charmants qui portent la marque de son esprit original et de sa profonde érudition [1], notre ami Henry Meige a pris soin de nous retracer ce que fut l'urologie aux diverses époques de la médecine. Il nous a montré comment l'examen des urines regardé dans l'antiquité et au moyen-âge comme un complément accessoire du diagnostic médical, était devenu vers le XVIᵉ siècle, entre les mains de professionnels peu scrupuleux (les urologues), un moyen universel de divination des maladies, en même temps qu'un procédé commode de charlatanisme, pour reconquérir dans le courant du siècle dernier, la place définitive qu'il doit occuper dans l'ensemble des connaissances médicales. Les arts et la littérature nous en apportent les preuves les plus nettes. Nous renvoyons tous ceux qu'intéresse cette question d'histoire et d'iconographie médicales au mémoire de M. Meige ; ils y trouveront une longue suite de reproductions artistiques de *médecins aux urines*, dont les meilleures sont empruntées aux délicieux maîtres de la peinture hollandaise et flamande [2].

Après les travaux de M. Meige, il n'y a plus rien de capital à dire sur les urologues et l'urologie. Nous avons cependant eu la bonne fortune de recueillir çà et là dans l'art et la littérature de notre province, quelques documents sur la question. Nous les publions ici comme un complément d'intérêt plutôt régional au travail très complet de notre prédécesseur.

*
* *

C'est au portail des libraires de la cathédrale de Rouen, que nous

---

1. HENRY MEIGE : *Les Urologues*, Archives générales de médecine, mai-juin 1900.
2. Consulter aussi le *Mal d'amour*, par Henry Meige, Nouvelle iconographie de la Salpêtrière, 1897, nᵒˢ 1 à 5.

rencontrons les plus intéressantes et les plus anciennes reproductions d'urologues normands.

Le portail des libraires date de la fin du XIIIe siècle, il parait avoir été construit de 1180 à 1200, par Jehan Davy, sous l'administration de l'archevêque Guillaume de Flavacourt. Sa prodigieuse décoration consiste principalement en statues et en médaillons sculptés disposés en séries verticales au-dessous de ces statues. Ces médaillons appartiennent sans nul doute à une époque postérieure à celle de la construction du portail.

Les sujets qu'ils représentent sont de tout ordre ; ils ont fait l'objet de travaux déjà fort nombreux, au premier rang desquels on doit citer l'ouvrage de M. Adeline [1]. Il semble au premier examen que l'imagination la plus folle se soit donnée carrière pour le choix des motifs. Mais si l'on étudie de plus près la série de ces tableaux, on se rend vite compte qu'il n'en est rien, et tout en faisant la part de ce que l'imagination de nos vieux *imagiers* et le symbolisme y ont tracé, on y reconnait sans peine, des reproductions de scènes tirées de l'ancien et du nouveau testament, de la mythologie grecque et de l'histoire ancienne, des personnifications des vertus et des vices, des monstres, enfin des sujets réalistes ou caricaturesques empruntés à la vie du moyen-âge et de la renaissance.

Ce sont ces derniers tableaux qui offrent pour nous l'intérêt le plus réel. C'est aussi parmi eux que nous avons rencontré les deux reproductions de médecins urologues que nous publions.

Un premier médaillon (figure 1), nous montre un homme assis, la tête nue, ornée seulement d'une couronne de cheveux ; il tient dans une de ses mains un petit vase de forme allongée qu'il élève et qu'il regarde. Devant lui est un pupitre portant un livre [2].

Il est impossible, surtout depuis les travaux d'Henry Meige, de méconnaître l'identité de ce personnage. Le vase qu'il examine est un urinal, et la présence seule de cet accessoire suffit pour indiquer que celui qui le porte est un médecin. La signification de ce tableau n'avait pas échappé à De la Quérière qui l'a signalée très clairement dans un de ses ouvrages, à propos d'une autre reproduction iconographique sur laquelle nous reviendrons plus loin [3].

1. JULES ADELINE : *Les sculptures grotesques et symboliques*, Rouen, chez E. Augé.
2. Ce médaillon fait partie de la septième série verticale de bas-reliefs disposés du côté gauche de la porte d'entrée du portail ; il occupe le septième rang en partant d'en bas.
3. E. DE LA QUÉRIÈRE : *Recherches historiques sur les enseignes des maisons particulières*, Rouen 1852 ; page 82.

L'urinal étant l'attribut caractéristique du médecin, il est probable qu'aucune intention malveillante n'est entrée dans l'esprit de l'artiste. Il est permis de penser qu'il s'est borné à représenter aussi clairement que possible la silhouette d'un médecin de son époque ; les charlatans professionnels de l'urologie n'avaient pas encore paru à cette époque lointaine. Peut-être même — la disposition des cheveux en couronne en même temps que la forme du vêtement qui comporte une robe avec pélerine et capuchon autorisent cette supposition — l'auteur du médaillon a-t-il voulu figurer l'un des patrons de la médecine, saint Luc, saint Côme ou saint Damien, que les artistes du moyen-âge représentent souvent un urinal à la main. Ce qui rend cette hypothèse vraisemblable, c'est que le Collège des médecins de Rouen formait jadis une corporation placée sous le patronage de saint Luc, dont le lieu de réunion était la Cathédrale.

Il est, par contre, difficile de ne pas relever une intention malicieuse dans la seconde reproduction d'urologue que nous offre le portail des Libraires[1]. Ce petit médaillon (figure II) nous montre un personnage à cheveux longs et bouclés, coiffé du bonnet doctoral ; de la main droite, il tient un urinal qu'il indique avec l'index étendu de la main gauche. Nous n'avons pu reconnaître exactement le vêtement qui le recouvre (c'est probablement une robe), car le buste du personnage se termine par un corps d'oiseau. De la Quérière insinue dans son mémoire[2], que cet oiseau est une oie ; il nous est impossible de souscrire à cette hypothèse malveillante. L'animal représenté par le vieil imagier normand est bien un oiseau, ses ailes ne laissent à ce sujet aucun doute, mais c'est un oiseau fantastique, témoin ses pattes munies de griffes analogues à celles du lion et sa queue dressée majestueusement en l'air et que termine une touffe de poils.

Si l'intention de l'artiste est à coup sûr malicieuse, le symbolisme avec lequel il l'a traitée ne la rend pas très méchante. Cette discrétion dans la charge suffit pour indiquer que le personnage représenté sur ce médaillon n'est pas un professionnel de l'urologie, mais simplement un médecin. Là encore, l'urinal n'a été figuré que comme l'attribut le plus clair de notre profession.

1. Ce second médaillon fait partie de la cinquième série verticale de bas-reliefs disposés du côté gauche de la porte d'entrée du portail; il occupe le quatrième rang en partant d'en bas. Une reproduction en a été déjà donnée par Adeline (loc. cit.)

2. DE LA QUÉRIÈRE : loc. cit., page 82.

**

La même intention se retrouve sur le panneau sculpté (figure III) dont nous donnons la reproduction, d'après l'ouvrage de De la Quérière [1].

Il s'agit d'un petit bas-relief en bois, ornant l'un des montants de la porte d'une maison sculptée de la rue des Bouchers, à Lisieux. Cette maison, dite *Maison des Trois-Cornets*, date de la fin du xv° siècle ou du début du xvi°. La porte d'entrée offre deux panneaux sculptés : l'un représente un médecin ; l'autre, un apothicaire. Ces deux petits tableaux sont très intéressants au point de vue de l'iconographie médicale normande. Nous ne nous occuperons, ici, que du premier, renvoyant l'étude du second à un article ultérieur.

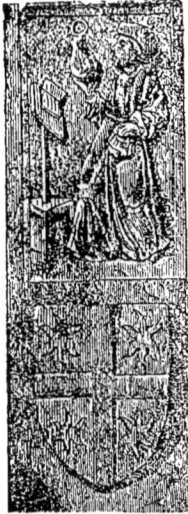

« Le médecin, dit De la Quérière, vêtu d'un long manteau et la tête couverte d'un chaperon, regarde l'urine contenue dans la bouteille qu'il tient d'une main, tandis que l'autre est appuyée sur une escarcelle. Devant lui est un lutrin portant un livre ouvert ».

On remarquera la forme particulière de l'urinal. Au-dessous du personnage, l'artiste a sculpté un écusson portant une croix ; dans chacun des carrés dessinés par les bras de la croix, il a placé une étoile de mer.

Dans ce petit tableau, la seule allusion malveillante que l'on relève est la présence de l'escarcelle. Les médecins n'avaient pas, paraît-il, de ce temps, la réputation de donner pour rien leurs conseils.

FIGURE III

C'est encore un médecin, et non un urologue véritable, que nous montre ce bas-relief. Pour trouver dans les monuments du passé des allusions aux charlatans de l'urologie, ce n'est pas aux représentations artistiques que nous devons nous adresser, mais aux papiers de nos ancêtres les médecins.

**

C'est seulement au milieu du xvi° siècle qu'on voit paraître, en France, les urologues ou médecins aux urines. Meige cite, dans son

1. DE LA QUÉRIÈRE : loc. cit., pages 80 et suivantes.

mémoire, un passage extrait d'un livre peu connu de Jehan Breche, avocat au siège présidial de Tours, qui montre le peu de cas que, dès cette époque, les esprits sensés faisaient des charlatans de l'urologie. Le bon vieil auteur tourangeau les traite, sans ménagement, *d'empiriques, de vermines de batteleurs* et autres noms ; et, pour leurs victimes, ce sont des *badauds, fatz, sotz et nyais par nature, par beccare et par bémol.*

Les urologues paraissent avoir sévi à Rouen, principalement au XVIIIe siècle. Nous n'avons relevé aucune allusion les concernant avant cette époque[1]. Au début du XVIIIe siècle leur industrie s'était développée à tel point dans notre ville, que le Collège des Médecins,

---

[1]. Nous ne voudrions pas outrepasser les limites de notre sujet, mais nous ne pouvons résister au désir de citer ici deux auteurs qui, tous deux, ont catégoriquement tourné en plaisanterie les médecins de leur époque, apôtres fervents de l'urologie, et quelque peu urologues eux-mêmes. Nos ancêtres de la médecine normande ont dû lire ou entendre les passages que nous reproduisons, car, de ces deux auteurs, l'un est venu mourir à Rouen, en 1613, dans les mains d'un empirique (probablement urologue à ses heures), l'autre y a fait applaudir, sur la scène du Jeu de Paume des Bracques, dans les tournées de l'Illustre Théâtre, les attaques violentes qu'il lançait contre les médecins.

Voici ce qu'écrivait *Mathurin Régnier* :

> . . . . . Si j'eusse estudié.
> Jeune, laborieux, sur un banc à l'escolle,
> Galien, Hipocrate . . . . . .
> . . . tastant le poulx, le ventre et la poictrine,
> *J'aurais un beau teston pour juger d'une urine*
> Et me prenant le nez, loucher dans un bassin
> Des ragoûts qu'un malade offre à son médecin... (SATIRE IV.)

Non moins irrévérencieux, *Molière* faisait ainsi parler ses personnages :

SGANARELLE (déguisé en médecin)... Monsieur Gorgibus, n'y aurait-il pas moyen de voir de l'urine de l'égrotante..... Voilà de l'urine qui marque grande chaleur, grande inflammation dans les intestins ; elle n'est pas tant mauvaise, pourtant.

GORGIBUS. — Eh quoi ! Monsieur, vous l'avalez !

SGANARELLE. — Ne vous étonnez pas de cela : les médecins, d'ordinaire, se contentent de la regarder ; mais moi, qui suis un médecin hors du commun, je l'avale, parce qu'avec le goût je discerne mieux la cause et les suites de la maladie.......

(*Le Médecin volant*, scène IV ; date approximative de la première représentation : 1650.)

Molière ne fut pas, d'ailleurs, le premier à mettre l'urologie au théâtre ; témoin le passage suivant, emprunté à *Shakespeare*, par lequel nous terminons ces citations :

FALSTAFF. — Eh bien, maraud, colosse, que dit le docteur, de mon urine ?

LE PAGE. — Il a dit, Monsieur, que l'urine était, par elle-même une bonne et saine urine, mais que quant à la personne dont elle sortait, elle devait avoir plus de maladies qu'elle ne s'en doutait.

(*Le Roi Henri IV*, 2e partie, acte I, scène II ; date probable de la première représentation : 1597. Traduction MONTÉGUT.)

fondé principalement dans le but de défendre les intérêts de la corporation, dut entamer contre eux des procès multiples. Nous trouvons les traces de ces procès dans les compte-rendus du Collège des Médecins, publiés par Avenel, où ils alternent avec les procès encore plus nombreux que les médecins intentaient, pour les causes les plus futiles, à leurs éternels rivaux les chirurgiens.

Voici les principaux passages où il est directement question des charlatans de l'urologie [1] :

25 juillet 1713. — Le Collège donne permission à Néel père de poursuivre un prétendu *médecin aux urines.*

Mardi 9 janvier 1714. — Poursuivra-t-on devant le Parlement un certain Durand, vulgairement appelé *médecin aux urines (uroscopum).* Néel père et Reu sont chargés de poursuivre avec activité ce *misérable.*

Vendredi 8 juin 1714. — On se rendra auprès du premier président pour le prier de presser les poursuites contre Durand. M. de Pontcarré invite le Collège à persévérer, bien qu'en droit le procès puisse être perdu, ce qui détermine le Collège à députer l'un de ses membres auprès de Fagon, premier médecin du Roi, pour avoir son avis, et si, dans le cas où le Parlement ne condamnerait pas Durand, on pourrait être sûr de son appui lors d'un appel au Conseil du Roi. Néel fils est chargé de cette mission, avec une lettre de Houppeville, doyen, approuvée par le Collège et revêtue de son sceau. Fagon loue le Collège de son zèle, et répond gracieusement à l'envoyé qu'il fera tout pour le Collège et chacun de ses membres, et, dans le cas d'un appel supposé, qu'il emploiera tout son crédit pour faire triompher la bonne cause.

9 juillet 1714. — L'avis du Bailliage sur l'affaire précédente ne statuant rien définitivement, on fera lever, d'après l'avis de l'avocat, le jugement pour obtenir du Parlement un arrêt définitif.

A partir du milieu du XVIIIe siècle, on n'entend plus parler des médecins aux urines. Le mépris public, autant que les attaques du Collège des Médecins, les ont fait disparaître.

Il était réservé aux progrès de la médecine, au XIXe siècle, de fixer à l'urologie sa place définitive dans les sciences médicales. Il n'y a plus chez nous aujourd'hui d'urologues, mais tout médecin doit

1. *Le Collège des Médecins de Rouen*, par A. Avenel, chez A. Peron, 1847; pages 180, 181, 182.

connaître l'examen des urines et savoir en tirer parti pour le diagnostic et le pronostic des affections qu'il traite. Où la science s'est établie, il n'y a plus matière à critique pour les artistes de notre époque.

C. NICOLLE.

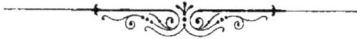

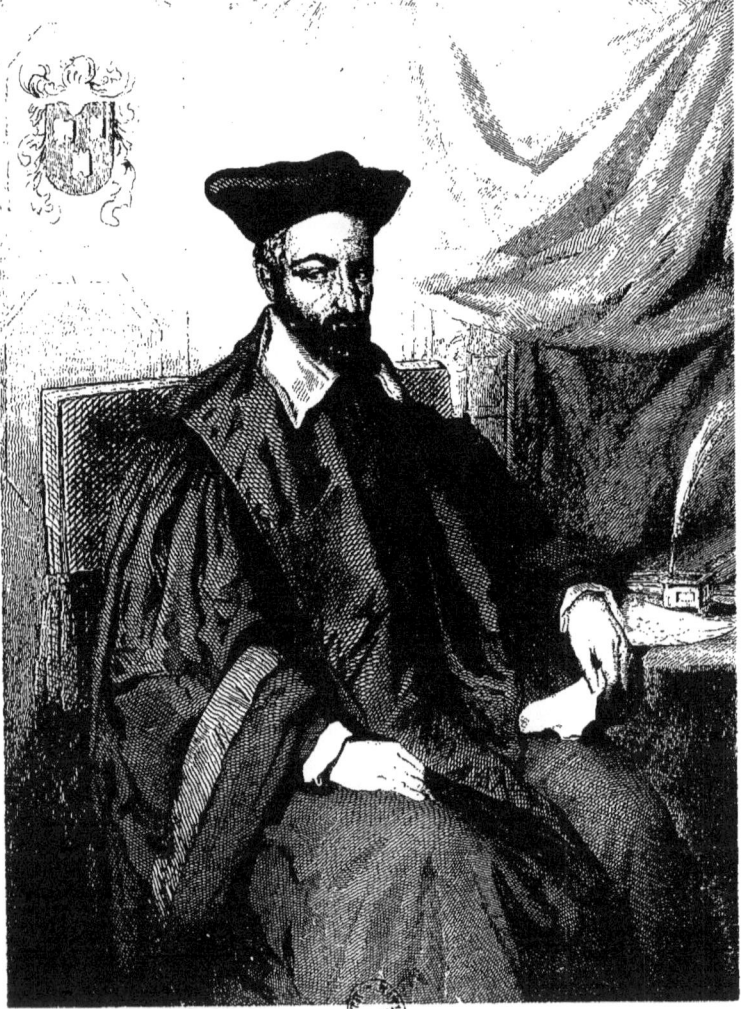

Claude GROULARD

(1551 - 1607)

LA FONDATION DE L'HOSPICE-GÉNÉRAL DE ROUEN

Claude Groulard, dont la *Revue médicale de Normandie* reproduit le portrait[1], non plus que Marin Le Pigny, qui fonda le Collège des Médecins de Rouen, n'était médecin; cependant, parmi ses actes, il en est un qui intéresse le Corps médical de notre ville, c'est la création de l'Hospice-Général de notre ville.

Claude Groulard, chevalier, seigneur de la Court et baron de Monville, premier président au Parlement de Normandie, de 1585 à 1607, était né à Dieppe en 1551. Son père y tenait une boutique d'épicerie, à l'enseigne des *Trois châteaux*.

Lorsque, plus tard, Groulard fut anobli, loin de rougir de son origine, il fit placer, dans ses armoiries, les trois châteaux qui avaient orné l'enseigne derrière laquelle s'était établie la fortune paternelle.

Sa famille appartenait à la Religion réformée, et sans pouvoir affirmer que Groulart étudia la théologie à Genève, il est un fait prouvé, c'est qu'à la nouvelle de la Saint-Barthélemy, il se réfugia dans cette ville, où il fit la connaissance de J. Scaliger, auquel l'unit depuis une amitié solide.

---

1. Il existe à notre connaissance, en dehors du portrait que nous publions, une gravure de Claude Groulard qui se trouve à la Bibliothèque nationale; au bas de cette gravure, dont nous possédons une reproduction due à l'amabilité de M. Poussier, un quatrain nous apprend (ce qu'on peut voir du reste sur la gravure) que Groulard était atteint d'un strabisme très marqué.

Le tombeau de Cl. Groulard, dont les vicissitudes ont été narrées par Floquet, après avoir été transporté de l'église des Célestins au château de Saint-Aubin-le-Cauf, près de Dieppe, est resté enterré sous des décombres dans les souterrains du château, et en a été enlevé pour être placé au Palais-de-Justice de Rouen, d'où il a été transporté en dernier lieu pour être placé à la Cathédrale, dans la chapelle Saint-Etienne, avec le tombeau de Barbe Guiffard, son épouse. Le tombeau de cette dernière est, paraît-il, du reste, devenu un lieu de pèlerinage sous le nom de saint Eutrope ??? (évêque d'Orléans), et l'on remarque des flots de rubans que des mains reconnaissantes viennent de temps en temps apporter sur cette tombe.

La place occupée par Groulard en Normandie fut considérable; il suffit, pour s'en rendre compte, de lire l'histoire du Parlement de Normandie, pour voir qu'au moment où notre province était en proie à la guerre civile, le Parlement avait à sa tête « un roc au milieu de l'océan en furie », un chef loyal qui, tout à la fois, contient les religionnaires et bannit « les Françoys espagnolizés » et les moines qui conspirent pour soulever la ville. Riche, il se fait pauvre pour aider son roi, et, pendant longtemps, il se prive de porter hermine, estimant qu'il pouvait faire meilleur emploi de sa fortune.

On lui offre les Sceaux de France, qu'il refuse, ne voulant point acheter une charge qui ne doit se donner qu'au mérite.

Groulard n'était pas seulement un juriste, c'était également un savant : ami des Scaliger, des Juste Lipse, on lui doit une traduction latine des Harangues de Lysias; en 1596, il fut élu prince des Palinods de Rouen.

Comme président du Parlement de Normandie, il avait la délégation du pouvoir central sur toutes les œuvres de bienfaisance publique.

Il existait à Rouen, depuis près d'un siècle, et surtout depuis 1521, créé par un arrêt de la Cour de Parlement, un Bureau des pauvres valides. La misère des temps et le développement inouï de la mendicité avaient rendu nécessaire l'organisation officielle des secours aux pauvres. L'état troublé de la société en France et dans notre province à cette époque et pendant toute la durée du xvi⁰ siècle, les guerres civiles déchaînées par la Religion réformée, l'instabilité politique, la peste qui sévissait sans relâche, ruinaient le commerce et rendaient l'agriculture improductive. Presque chaque année la Cour de Parlement rendait un nouvel édit pour refréner l'audace des mendiants; mais les châtiments les plus sévères n'amélioraient guère la situation. Le peuple était plus pauvre que jamais. Le Bureau des pauvres valides fonctionnait tant bien que mal avec des ressources insuffisantes dues surtout aux aumônes recueillies dans les églises, les cabarets, dans des troncs placés un peu partout, et à quelques donations de personnes charitables. Les distributions étaient faites par des quarteniers choisis à l'élection parmi les bourgeois notables à qui cette fonction était imposée sous peine d'amende. On logeait les pauvres où on pouvait, dans les petits hôpitaux alors existants comme l'*hôpital du Roi* ou l'*hôpital Saint-Vivien*, ou mieux encore dans des maisons que Guillaume de Saâne avait fait bâtir sur l'emplacement des anciens fossés, concédé à la Ville par

Louis VIII. Il y en avait toute une rue qui s'appelait la *rue de l'Aumône* et a pris depuis le nom de rue des Fossés-Louis-VIII. Mais
cela devenait insuffisant. La question du logement restait difficile
pour les pauvres, isolés, accablés par l'âge, incapables de travailler,
et pour les enfants abandonnés. Les administrateurs du Bureau
eux-mêmes n'avaient pas de lieu de réunion fixe. A leurs réunions
venait la grande foule des miséreux chercher leurs secours ou présenter leurs requêtes. Le Bureau, après avoir siégé à l'*Hôtel-Dieu
de la Magdeleine*, puis à l'*hôpital du Roi*, puis au *couvent des
Carmes*, puis à la *porte Guillaume-Lion*, demandait une place à
la *Haute-Vieille-Tour*. La peste l'avait chassé des premiers empla-
cements, et le mauvais vouloir des suivants. On paraissait se soucier
médiocrement d'un pareil voisinage.

C'est alors que le premier Président Claude Groulard songea à
rendre fixe cette institution errante. A son instigation, le Bureau
acheta des terrains et tènements de maisons dans le quartier de la
Maresquerie, alors pauvre et peu peuplé. C'était un ancien marais à
peine desséché, entre les rivières de Robec et d'Aubette. On obtint
un premier terrain de Garin de Bouclon pour 3,000 livres, en 1600.
L'année suivante, en décembre 1601, Claude Groulard, par un arrêt
de la Cour provoqua l'expropriation des propriétés voisines sises
aussi rue de la Maresquerie, rue de Gaumont et rue des Boullettes.
Elles appartenaient à Absolue, Lecerf, Mullot, Rault et autres.

En 1602, la Cour nomme une Commission pour fixer la valeur de
ces propriétés et ordonne que les échevins, les conseillers de la ville
et les notables bourgeois se réunissent à l'Hôtel commun pour arrê-
ter les alignements des nouvelles constructions que le Bureau veut
édifier sur ces acquisitions. Ces alignements ayant été déterminés les
10 et 12 décembre, on commença aussitôt à bâtir dès le début de
l'année 1603, tout en conservant les quelques bâtisses qui existaient
déjà. C'était le premier noyau de l'Hospice-Général actuel. Il paraît
bien qu'il ne reste plus trace de ces premières constructions que
l'on faisait économiquement.

L'entrée, en se reportant à un plan qui date approximativement
de 1650 et qui est conservé aux Archives départementales, était là
où elle se trouve aujourd'hui, mais au coin d'une ruelle qui conti-
nuait la rue de Gaumont, rue Lamauve actuelle, et qui fut accaparée
dans l'enceinte du nouvel hôpital.

Il ne faudrait pas voir dans cette institution au début un hôpital tel qu'on est habitué à le considérer aujourd'hui. C'était plutôt un dépôt de mendicité où on enfermait les vieillards pauvres des deux sexes incapables de tout travail. Ce n'est qu'en 1646 qu'on y adjoignit les enfants abandonnés, après avoir repris à des locataires qui les tenaient à bail quelques-uns des immeubles achetés en 1601. Dans ces immeubles on logea d'abord les filles moralement abandonnées, dont les mères ne prenaient pas soin, et qui se trouvaient de ce fait exposées à toutes les contagions et à tous les mauvais exemples. Il fallut leur donner des surveillantes pour leur donner l'instruction religieuse et leur apprendre à travailler. Il y eut des maîtresses pour la lecture, l'écriture et le calcul, sous la surveillance d'une première maîtresse chargée du gouvernement de la maison. Ces maîtresses étaient des laïques, filles pieuses dont c'était la vocation, et que leur costume sévère faisait appeler « les dames noires ». L'apparition des religieuses actuelles ne date que de 1714. Jusque-là, les maîtresses premières furent : Mlle Hotteman (1646 à 1653), Mlle Grandsire (1653 à 1690), Mlle Vieillard (1690 à 1698), Mlle Bigue (1698 à 1705), Mlle Chirois (1705 à 1714).

En 1649, les conseillers du Roi visitant l'hôpital des valides de la Maresquerie constatent dans leur procès-verbal que la population de cet établissement est composée de 140 vieillards invalides et de 90 enfants des deux sexes.

Vers la même époque, le Bureau était venu siéger enfin définitivement dans ses immeubles, abandonnant le coin de la salle de la Haute-Vieille-Tour où on l'avait relégué.

Mais la population augmentait rapidement et les ressources n'allaient pas de pair. Le Parlement qui avait la haute main dans la Commission administrative avait fort à faire pour rester à la hauteur de sa tâche. C'est alors que se trouva un homme de bien, M. Damiens, conseiller au Parlement, qui se consacra tout entier à l'organisation de l'Hospice-Général. Il quitta sa charge et vint habiter dans la maison même. On trouve son nom comme président de toutes les séances de la Commission, à partir de 1651, et il employa à faire prospérer l'œuvre non-seulement son temps mais sa fortune. Après lui, MM. de Bimorel assumèrent la même tâche, faisant journellement des charités.

L'histoire du Bureau des pauvres valides se traîne ainsi jusqu'en 1681, où paraît l'édit de Louis XIV qui organise l'Hospice-Général, d'abord en lui assurant des subsides au moyen des droits d'octroi sur les liquides et les viandes, puis en réglementant la nomination des administrateurs et en obligeant les corporations des chirurgiens et des apothicaires à fournir chacune deux compagnons gagnant maîtrise pour servir les pauvres pendant 6 ans sans gages, ce qui leur assurait de droit et gratuitement la maîtrise de leur art.

Les médecins devaient leurs soins aux pauvres du Bureau gratuitement aussi à tour de rôle, pendant un mois, comme cela s'était passé d'ailleurs depuis la création de la maison de la Maresquerie.

Une vie nouvelle commença alors pour ce que l'on appelait l'hôpital général, qui dura avec peu de modifications jusqu'à 1789, complétant définitivement l'œuvre si heureusement mise en marche par Claude Groulard.

D.

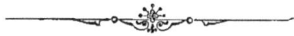

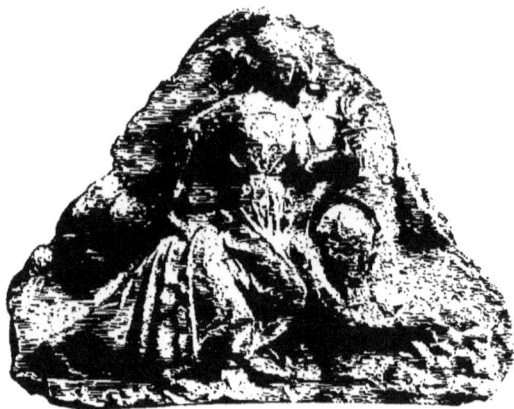

FIGURE 1

BAS-RELIEF DU PORTAIL DE LA CALENDE

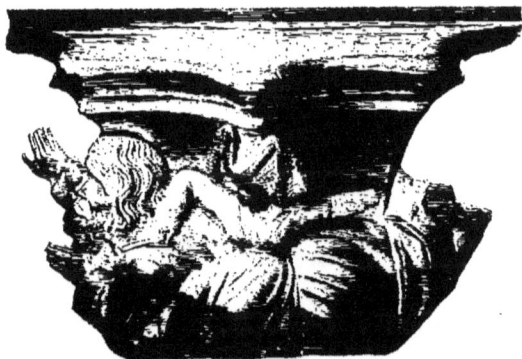

FIGURE II

STALLE DU CHŒUR

(Cathédrale de Rouen)

LE MASOCHISME DANS L'ART AU MOYEN-AGE
ET LE LAI D'ARISTOTE

> D'autre part la bride et la selle
> Laquelle tu vois là, c'est celle
> De quoy Aristote le saige
> Fut embridé par le visaïge
> Et sellé par dessus le doux.
>
> *Le livre du Cuers d'amours espris,*
> de René d'Anjou.

L'un des thèmes les plus souvent répétés par les imagiers des cathédrales montre un singulier groupe représentant un homme portant une femme à cheval sur son dos. C'est là l'illustration d'un gracieux fabliau du xiii° siècle, le lai d'Aristote, qui a pour auteur un trouvère normand, Henri d'Andeli.

Dans sa savante édition[1], M. A. Héron a recueilli et discuté, avec l'autorité qui s'attache à ses travaux, tous les documents concernant le poète et ses œuvres, et c'est d'après lui que nous en analyserons la vie et le premier poème.

Henri d'Andeli vivait dans la première moitié du xiii° siècle ; il était clerc et fut attaché à la personne d'Eude Rigaud, archevêque de Rouen, qui le cite nommément dans son *Regestum visitationum* en l'année 1259; lui-même, dans son « Dit du chancelier Philippe », fait connaître une date de sa vie (1237). Ce sont là les seules données positives qu'ait retrouvées M. Héron, et qui lui servent d'ailleurs à le distinguer d'un homonyme, chanoine de la Cathédrale, mort

---

1. A. HÉRON : *Œuvres d'Henri d'Andeli*. (*Coll. des Bibliophiles rouennais*, 1880.) C'est de cet important ouvrage, ainsi que d'un article plus récent du même auteur, d'une note de G. Paris, et d'un travail de A. Gasté, que sont tirés les éléments de notre notice.

vraisemblablement vers 1220. L'œuvre la plus populaire d'Andeli est, sans conteste, le lai d'Aristote. Il y raconte comme le docte philosophe,

> Aristotes qui tout savoit
> Quanques droite clergie avoit,

après avoir arraché Alexandre à sa maîtresse, se laissa lui-même prendre aux manœuvres de la charmeuse qui avait juré au roi de venir à bout de lui.

> Ne ja vers moi ne li vaudra
> Dialetique ne gramaire
> 250 Se par moi nature nel maire,
> Puis je me fui aramie
> Donc saura il molt d'efcremie,
> Et fel perceverez demain
> Sire rois, or vous levez main,
> 255 Si verroiz nature apointer
> Au maiftre par lui depointer
> De fon fens et de fa clergie.

Vers 250. Ne le maîtrise. — 251. Engagée. — 252. Serait-il habile à se défendre. 256. Dépouiller.

Or, voici de quel « engins » dès le lendemain use la jeune fille au « cler vis » :

> Li feft en pure fa chemise
> Enz el vergier fous la tor mise,
> En .j. bliaut ynde gouté,
> Quar la matinée ert d'efté
> 285 Et li vergiers plains de verdure.
> Si ne doutoit pas la froidure,
> Qu'il faifoit chalt & dolz oré.
> Bien li ot nature enfloré
> Son cler vis de lis & de rofe,
> 290 N'en toute fa taille n'ot chofe
> Qui par droit eftre n'i deüt ;
> Et fi ne cuidiez qu'ele eüft
> Loiée ne guimple ne bende.
> Si l'embellift moult et amende

> 295 Sa belle trefse longue et blonde ;
> N'a pas defervi qu'on la tonde
> La dame qui si biau chief porte ;
> Parmi le vergier fe desporte
> Celle qui nature avoit painte,
> 300 Nuz piez, desloiée, defchainte
> Si va eforçant fon bliaut,
> Et va chantant, non mie haut :
>
> « Or la voi, la voi, la voi
> « La fontaine i for ferie.
> 305 « Or la voi, la voi, m'amie.
> « El glaiolai defous l'aunoi.
> « Or la voi, la voi, la voi
> « La bele blonde, a li m'otroi. »

Vers 283. Bigarré. — 287. Chaud et doux temps. — 300. Sans ceinture. — 301. Relevant. — 304. Pure.

Aristote, qui « levet eft, fe fiet a ses livres » l'a vue, il n'en peut détacher les yeux, et, tandis qu'elle s'approche sans paraître l'avoir aperçu, il la saisit par son vêtement.

405 « Oïl », dift-il, « ma douce dame,
  « Par vous mettrai & cors & ame,
  « Vie & honor en aventure.
  « Tant m'a fet amor & nature
  « Que de vous partir ne me puis.....

— « Meftres, ainçois qu'à vous foli, »
Dift la dame, « vous covient fere
  « Por moi .j. moult divers afere,
430 « Se tant eftes d'amor foufpris;
  « Quar moult tres granz talenz m'eft
  « De vous .j. petit chevauchier [pris
  « Defus cefte herbe en ceft vergier.
  « Et fi vueil, « dift la damoisele, »
435 « Que defor vos ait une fele ;
  « S'irai plus honorablement. »
Li meftres refpont liement
Que ce fera il volentiers
Comme cil qui eft fiens entiers.
440 Bien l'a mis amors en effroi
Quant la fele d'une palefroi
Li fet aporter a fon col.
Or croi qu'il fanblera bien fol
Quant defor le col li eft mife,

445 Et cele s'en eft entremife
Tant qu'ele li met for le dos.
Bien fait amor d'un viel rados
Puifque nature le femont,
Quant tout le meillor clerc du mont
450 Fet comme roncin enfeler,
Et puis a .iiij. piez aler
A chatonant par defus l'erbe.
Ci vous dis example & proverbe,
Sel faurai bien a point conter.
455 La damoifele fet monter
Sor fon dos & puis fi la porte ;
Et Alexandre fe deporte
En veoir & en efgarder
Celui qui fens ne pot garder
460 Qu'amors ne l'ait mis a folie.
Et la demoifele trop lie
Aval le vergier le conduit ;
En lui chevauchier fe deduit,
Si chante cler & a vois plaine :

465   « Ainsi va qui amors maine
    « Pucele blanche que laine ;
    « Meftre mufars me fouftient.
    « Ainfi va qui amors maine
    « Et ainfi qui les maintient. »

Vers 306. Champ de glayeuls. — 308. Me donne. — 427. Avant de. — 429. Chose.
— 447. Cheval. — 452. A quatre pattes. — 467. Maitre sot.

Cette mésaventure d'Aristote, qui parut mériter à Henri d'Andeli d'être chantée en un long poème,

.. aventure qu'emprife ai
40 Dont la matere molt prifai
Quant je ai la novele oïe.....

tenta aussi les « maîtres des pierres vives ». Nous n'en retrouvons que six représentations dans les monuments du moyen-âge, mais elles étaient plus fréquentes et plus populaires sans aucun doute,

L'a ge veue en mainte peinture
Femme chevauchier Aristote.....

écrit Jehan Bras de fer. Mais il proteste avec énergie contre une accusation qui porte atteinte à la dignité du péripatéticien.

Mais chou que d'Aristote dis
Qui fu chevauchiés, lonc tes dis,
Appocriffe est, non escriture.

M. Héron, qui nous donne ces citations, suppose, avec d'autres auteurs, que l'origine du conte se trouve dans une histoire orientale de teneur identique : *Le vizir sellé et bridé*. Il faut remarquer que, simultanément, paraissaient sur le même sujet un poème latin, un poème allemand et notre lai, rapportant tous trois l'aventure à Aristote, ce qui leur suppose une source commune[1]. Du conte indien primitif, tiré du *Pantchatantra*, et pour la première fois traduit en français par M. A. Gasté, citons la partie qui a trait le plus directement à notre poème :

« ..... La femme de Nauda ne voulait, en dépit de toutes les prières, consentir à se calmer. « M'amour, disait le roi, sans toi je ne puis vivre un instant ; je tombe à tes pieds et t'en supplie : sois bonne ! » — Et elle : « Laisse-moi te mettre un mors à la bouche, que je monte sur ton dos et te fasse trotter à mon gré; cours en hennissant comme un cheval ; alors je consentirai à redevenir bonne ! » — Ce qui advint en effet..... » C'est-là la trace la plus ancienne que retrouve M. G. Paris de la fable d'où sortit le lai d'Aristote après maintes transformations aujourd'hui perdues (sauf l'indication que note M. A. Héron dans le *Secré des Secrez* XIIe siècle).

Le plus vieux document figuré du lai d'Aristote est un ivoire du XIIIe siècle (cabinet des médailles[2]). Mais c'est en Normandie que se trouvent la plupart des sculptures sur ce sujet. Il n'en existe pas moins de cinq : deux à la cathédrale de Rouen, une à l'église Saint-Pierre de Caen, une quatrième parmi les débris du château de Gaillon transportés à Paris au palais des Beaux-Arts. Enfin, M. A. Héron a décrit un bois sculpté de la fin du XVe siècle provenant de Saint-Valery-en-Caux.

La première de ces images est celle qui, avec une série d'autres sculptures analogues[3], orne le chapiteau du troisième pilier, côté gauche de l'église Saint-Pierre (figure 4). Elle daterait du XIIIe siècle ou du commencement du XIVe. Le groupe a comme dimensions 50 cen-

1. *Exempla* de Jacques de Vitri, évêque de Ptolémaïs. — *Alexander und Phillis*, paru dans *Gesammtabenteuer*, t. I, et le *Lai d'Aristote*, d'après G. Paris. (*Romania XI*). — A. HÉRON : *La légende d'Aristote et d'Alexandre* (*Précis analytique des travaux de l'Académie de Rouen*, 1890-91); Rouen, Cagniard, 1892.

2. Voir la figure de Montfaucon. (*Antiquité dévoilée*, t. III, 2e part., p. 355, p. 194) Elle a été reproduite par M. A. Gasté.

3. A. Gasté les a étudiées et commentées d'une façon qui paraît définitive. — *Un chapiteau de l'église Saint-Pierre de Caen* ; Caen, H. Delesque, 1887.

timètres sur 40 environ. Notre ami, M. Gruzelle, en donne ici un dessin exécuté d'après les photographies que nous devons à l'obligeance de MM. Devaux et Richier, de Caen. Les personnages ont été fort endommagés. Ils sont, comme nous les retrouverons dans les autres figurations, vêtus à la mode du temps. Aristote se traîne « a chatonant », il est vêtu d'une longue robe et porte la selle sur son dos. La jeune fille, en robe ajustée, les cheveux ondulant sur les épaules, est à cheval, avec des étriers, tenant un licol d'une main ; l'autre main brandit un fouet à trois nœuds.

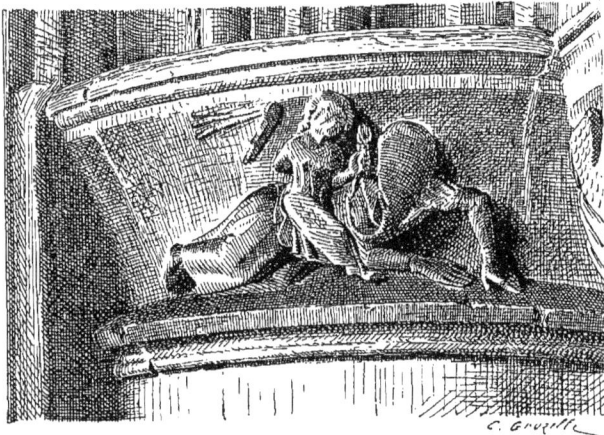

FIGURE IV

ÉGLISE SAINT-PIERRE DE CAEN

La sculpture sur bois des stalles de la Cathédrale[1] montre un Aristote à longue barbe et le mors à la bouche, sur qui s'assied une amazone élégamment vêtue, décolletée et coiffée d'un hennin ; elle se présente de face. La main gauche brisée doit avoir été armée d'un fouet, à en juger par le geste (figure 2).

La plus jolie de ces images est celle que l'on voit au portail de la Calende (figure 1). Située à plus de 4 mètres au-dessus du sol[2], abritée sous une saillie ornementale en forme de trèfle, elle est mer-

1. C'est la neuvième des « hautes formes » (du côté du midi). — Hyacinthe LANGLOIS : *Les stalles de la Cathédrale.*

2. C'est le plus élevé des petits bas-reliefs d'une des séries qui ornent les contreforts du portail (du côté droit). La photographie reproduite ici a été faite d'après un moulage dû au talent de M. Devaux, de Rouen, et qui a été obligeamment prêté à la *Revue médicale de Normandie* par M. Adeline.

veilleusement conservée. Le philosophe a, là encore, le mors à la
bouche et la selle sur le dos. La jeune femme, toute gracieuse dans
son vêtement léger, tourne un charmant visage encadré de cheveux
bouclés ; elle tient la bride haute de la main gauche, la droite étant
armée du fouet.

Si le bas-relief du portail de la Calende est une petite merveille de
grâce, le bois dont MM. Héron et Panel donnent la photographie l'em-
porte de beaucoup, d'abord par l'énergie des attitudes, et ensuite par la
haute valeur documentaire des costumes et des ornements[1]. Nous ne
pouvons mieux faire que de copier la description de M. Héron : « Vêtu
d'une longue robe, la tête couverte d'une coiffure dont la partie ex-
térieure est ornée d'un médaillon, la selle au dos, Aristote est à
quatre pattes ; il se soulève sur les deux mains et laisse ses genoux
traîner sur le sol. Son visage d'austère philosophe fait voir une certaine expression d'angoisse ; peut-être entend-il à ce moment la voix
railleuse d'Alexandre. La *damoiselle* qui le chevauche tient la bride
de la main droite et force Aristote à tourner la tête de manière qu'elle
fait face au spectateur ; de la main gauche elle brandit un fouet
formé de plusieurs cordes tordues qui passent derrière sa tête tour-
née sans doute vers la tour (qu'on ne voit pas) d'où Alexandre con-
temple la scène. Les plis flottants de sa robe tombent jusqu'à ses
pieds ; son buste est serré par une casaque modelée avec le relief
d'une armure ; une chaîne formée de maillons rectangulaires entoure
sa taille ; elle porte sur la tête une coiffure à pointe, un *hennin*,
assez semblable à l'ancien bonnet des Cauchoises. Les costumes sont
traités avec beaucoup de soin dans tous leurs détails. La tête de la
jeune fille est d'un dessin un peu lourd ; celle d'Aristote est pleine
d'expression. »

> Adonc que par dessus monta
> Et vainquit des maistres le maistre :
> Au chief luy mist frein et chevestre ;
> Mené il fut à silogisme,
> A barbarisme et à risisme ;
> Son cheval en fist la moynesse
> Et le poingnoit com une asnesse [2].

1. *La Revue médicale de Normandie* remercie MM. Héron et Panel de l'autorisation
qu'ils lui ont aimablement donnée de reproduire cet intéressant document.

2. *Livre de Matheolus*, poème français du xive siècle, par Jean Le Fèvre ; Bruxelles,
1846, liv. I, v. 1114.

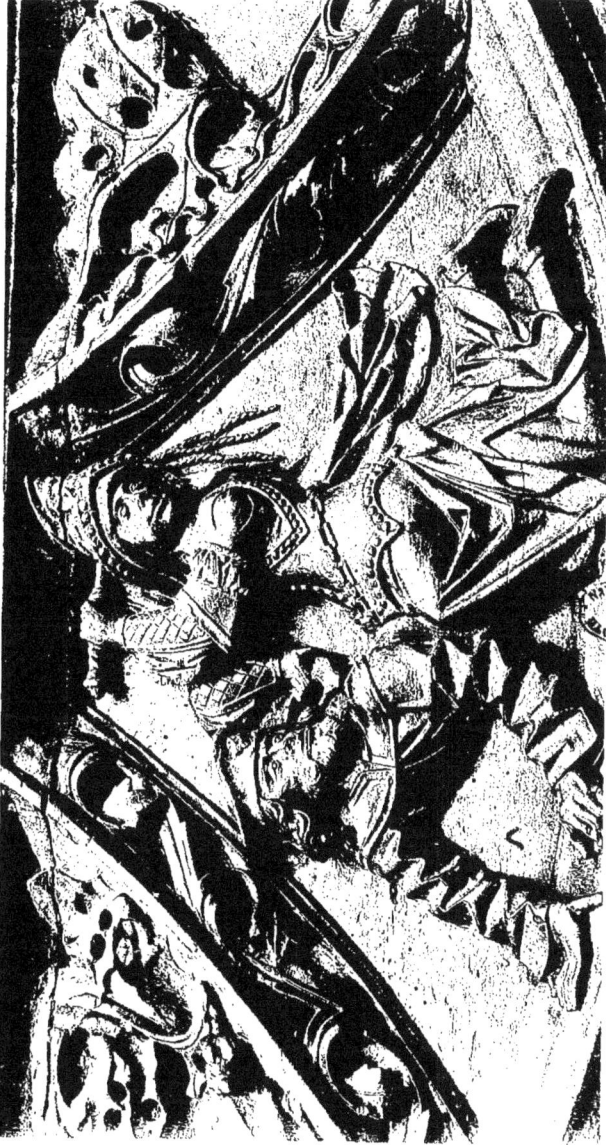

Cliché Dr PANEL.

FIGURE III

LE LAI D'ARISTOTE

(Sculpture sur bois)

P. M. N. — *Iconographie médicale*, planche 4.

La facture du médaillon du château de Gaillon[1] est beaucoup plus froide, du moins à en juger par la figure que nous avons sous les yeux (figure 5). Aristote porte un vêtement doctoral bordé d'hermine et un bonnet de forme presque orientale. La jeune femme en longue robe flottante, aux manches bordées de fourrure, les cheveux dénoués, est à cheval sur son dos et le conduit avec une bride munie d'un mors.

Nous n'avons connaissance que par une gravure de la sculpture de Saint-Jean, de Lyon; elle parait moins élégante aussi que le bas-relief du portail de la Calende.

Pour être complet, nous signalerons l'indication donnée par M. Héron de deux aquamaniles ou aiguières du xiv° siècle représentant le lai d'Aristote, et qui appartiennent à des collections particulières. Nous renvoyons aux travaux de cet auteur pour les figurations plus modernes.

Et maintenant, quel intérêt médical peut s'attacher aux monuments figurés de cette aimable histoire ? Le voici : à première vue, si l'on ignore ou si l'on fait abstraction de l'œuvre du poète, on ne peut, à parler cliniquement, concevoir cette scène où

Femme chevalchat Aristote [2]

que comme une scène de masochisme; c'est là l'idée qui viendra immédiatement à l'esprit de l'aliéniste.

On sait que von Krafft-Ebing[3] a dénommé « masochisme » cette singulière affection mentale qui consiste à ne chercher et à ne trouver de satisfaction amoureuse que dans l'abaissement devant l'objet d'amour et dans les tourments, les tortures mêmes qu'il impose. Krafft-Ebing a tiré ce néologisme du nom du célèbre romancier autrichien Sacher-Masoch; ce dernier a présenté, en effet, le plus beau type de cette déviation de l'instinct sexuel ; il en était d'ailleurs parfaitement conscient, et, chose curieuse et fort bien observée, il en rapporte, sinon l'origine, du moins la première

1. Ce médaillon est reproduit ici par M. Gruzelle, d'après la figure de l'article de Guilhermy (*Revue générale d'Architecture*, 1840). Il n'est plus à sa place dans la cour des Beaux-Arts. Nous n'avons pu apprendre avec précision où il se trouve aujourd'hui.

2. Manuscrit du xv° siècle de la Bibliothèque d'Epinal.

3. V. KRAFFT-EBING : *Psychopathia sexualis*, trad. Laurent, 1895, et *Psychiatrische Jahrbücher*, t. X, p. 169.

manifestation à un état de rêve au cours d'une fièvre typhoïde[1].
« L'un de ces romans vécus dans le rêve eut son origine et sa fin
dans un seul accès de délire. L'héroïne était une superbe sultane
dont j'étais devenu l'esclave..... Une femme turque, voilée et vêtue
d'une grande pelisse, m'avait acheté et fait conduire dans son palais.
Je tremblais devant ma maîtresse qui me traitait avec cruauté;
cependant, j'éprouvais quand même une sorte de volupté en la servant, en lui obéissant et en subissant ses caprices; et, lorsque je
fus enfin délivré, je n'aurais pu dire que j'en fusse très enchanté.
Plus tard, j'ai compris cette sensation, en lisant les œuvres de
J.-J.-Rousseau. » Ce dernier, rappelons-le en passant, se montre
dans ses *Confessions* comme un type de ces anormaux sexuels. Le
chapitre suivant de Sacher-Masoch est intitulé : *La Femme au
fouet.* « Qu'elle soit princesse ou paysanne, qu'elle porte l'hermine
ou la pelisse de peau d'agneau, toujours cette *femme aux fourrures et au fouet*, qui rend l'homme son esclave, est à la fois ma
créature et la véritable femme sarmate. » Et il raconte comment
dans son enfance une de ces femmes le fit passer par le fouet
d'une cruelle façon, « mais, ajoute-t-il, il faut en convenir, tout
en me tordant sous les coups cruels de la belle femme, j'éprouvais
une sorte de jouissance. » — Qu'on compare avec l'aventure de
J.-J. Rousseau et de Mlle Lambercier et celle de Mlle Goton[2].

Le masochiste cherche à réaliser d'une façon effective son désir
de se faire martyriser et de s'abaisser; en particulier, il emploie
tous les moyens pour parvenir à se faire chevaucher par sa maîtresse,
et le comble de son bonheur est d'être frappé par elle. Les exemples
de cette singulière perversion abondent aujourd'hui, et dans son
traité, Krafft-Ebing en donne des observations typiques. La citation
textuelle de l'autobiographie[3] d'un de ses malades montre avec quelle
exactitude la scène est rendue dans les sculptures du moyen-âge :
« Je m'appuyais des deux mains sur une chaise, je mettais mon
dos dans une position horizontale et elle l'enfourchait comme les
hommes ont l'habitude de monter à cheval. Je contrefaisais alors
autant que possible tous les mouvements du cheval, et j'aimais à
être traité par elle comme une monture et sans aucun égard. Elle

1. SACHER-MASOCH : *Choses vécues* (*Revue politique et littéraire*, 1888, 1re part.,
p. 411).
2. J.-J. ROUSSEAU : *Confessions*, 1re part., liv. Ier.
3. V. KRAFFT-EBING : *Loc. cit.*, obs. 50, p. 146.

pouvait me battre, piquer, gronder, caresser, tout faire selon son bon plaisir..... Quand c'était possible, je préférais avoir le torse nu pour mieux sentir les coups de cravache. Ma « souveraine » était obligée d'être décente. Je la préférais avec de belles bottines, de beaux bas, des pantalons courts et serrant aux genoux, le torse complètement habillé, la tête coiffée d'un chapeau et les mains gantées. » Tous ces traits se retrouvent dans nos bas-reliefs ; bien plus, les sculpteurs paraissent avoir parfois corrigé dans le sens de l'exactitude les vers du poète, car la jeune femme est non point en « pure sa chemise », mais très souvent habillée, richement même, comme dans la sculpture sur bois de Rouen, où elle est dé- colletée et coiffée du hennin. Dans celle de Saint-Valery-en-Caux, elle est plus superbement vêtue encore. Dans le médaillon du pilastre de Gaillon, la robe semble bordée de fourrures, — le fétiche de Sacher-Masoch [1]. Enfin, pour compléter la vérité du rendu, presque toujours l'héroïne est armée du fouet : dans l'ivoire du cabinet des médailles, la sculpture de Caen, le bas-relief de Rouen, la console de Lyon, le bois de Saint-Valery. En effet, le sadisme féminin est le complément du masochisme, et pour Sacher-Masoch « le fouet devient un bibelot qui trouve sa place avec les autres, sur la tablette de la cheminée. » On se rappellera aussi, à ce propos, que la flagellation est chez nombre d'anormaux un moyen aphrodisiaque [2]. C'est la sculpture de Saint-Valery qui nous paraît réaliser le plus parfaite- ment la scène masochiste : l'homme a un air à la fois douloureux et lubrique, et la femme est d'un triomphant sadisme.

Cet exposé justifie-t-il le rapprochement que nous nous sommes ris- qué à faire et qui est, nous en avons conscience, un véritable sacri- lège à l'égard du poète exquis ?

Les bons imagiers n'avaient probablement point pareille idée et

---

1. « La fourrure, je l'aimais pour elle seule ; elle m'électrisait et me troublait profon- dément..... » SACHER-MASOCH : *Choses vécues* (*Revue politique et littéraire*, 1888, p. 502), et *La Vénus aux fourrures*.

2. Les scènes de flagellants au moyen-âge ne paraissent avoir été parfois que la manifestation de cette tare sexuelle. — Krafft-Ebing insiste longuement sur ce fait (voir en particulier p. 192) qu'il faut distinguer la flagellation comme procédé phy- sique destiné à provoquer l'érection, de la flagellation masochiste qui n'est que « le moyen le plus efficace d'exprimer l'état de soumission..... un moyen pour obtenir une satisfaction de l'âme dans le sens des désirs masochistes ». Est-ce le seul hasard qui, dans la sculpture de la Calende, a fait dessiner un geste si typique ?

pensaient peut-être ne montrer que la raison vaincue par la folie, — et c'est là une explication classique. D'ailleurs, la réplique de cette scène se retrouve à Rouen même, sous une autre forme, dans deux sculptures des stalles de la Cathédrale et du portail des Libraires [1], où l'on voit les mêmes femmes assises sur des lions, allégorie bien claire.

Cependant, de tels faits pouvaient être connus au moyen-âge; Krafft-Ebing cite comme « portant une empreinte bien visible du caractère masochiste les menées de la confrérie des Galois dans le Poitou au xive siècle, qui cherchaient le martyre par amour et se soumettaient à toutes sortes de tortures », souvent plus ridicules qu'héroïques. Il fait encore allusion au minnesinger du xiiie siècle, Ulric de Lichtenstein, et au troubadour Pierre Vidal, cet amoureux extravagant qui mourut dans la folie vers 1200. Il rapporte ailleurs [2], entre autres, un cas de masochisme avec flagellation raconté par Pic de la Mirandole (xve siècle).

On peut enfin se demander à quelle époque (époque bien lointaine peut-être) remonte ce singulier jeu qui consisterait à prendre sur son dos une dame et à lui faire faire le tour du cercle des joueurs, jeu qui s'appellerait *faire le cheval d'Aristote*[3]. L'auteur de l'encyclopédie Larousse [4], comme aussi M. A. Gasté, en attribue l'origine au lai d'Aristote et à l'histoire du vizir. La dénomination employée le donne à croire; mais la chose elle-même ne serait-elle pas plus simplement une invention de quelque masochiste des temps passés ? Ce qui, par analogie, le donne plus encore à penser, c'est que le curieux petit recueil qui nous fait connaître « ce jeu innocent » en décrit un autre de nature évidemment *fétichiste* et qui ne peut guère avoir été imaginé que par quelqu'un de ces anormaux sexuels auxquels nous faisons allusion.

Définissons, avec Krafft-Ebing, le fétichisme érotique, cet état mental spécial dans lequel l'attouchement ou l'image de certaines

---

1. ADELINE : *Sculptures grotesques et symboliques* (pl. xliii et p. 214).

2. KRAFFT-EBING : *Loc. cit.*, p. 41, d'après le *Flagellum salutis* de Paulini (1698, réimprimé à Stuttgard en 1847).

3. *Le petit savant de société*, par M. de BELAIR (sans date). — Le cheval d'Aristote fait partie des *pénitences désagréables*. Nous en trouvons un peu plus loin une autre du même genre, intitulée le *Pont d'amour* : « Un cavalier qui est à quatre pattes au milieu du cercle reçoit sur son dos un cavalier et une dame qui s'y reposent et s'y embrassent. » (M. Gasté reproduit l'illustration représentant cette scène.)

4. Article *Aristote*.

parties du corps ou du vêtement féminin s'associe étroitement, tyranniquement même, avec la volupté, et nous saurons l'origine du jeu décrit par le *Petit savant de société*, dans le chapitre 10, des *Pénitences*, au paragraphe des *Pénitences agréables*, sous le titre de *Voyage à Cythère* : « De toutes les pénitences, c'est celle qui favorise le plus les mystères secrets, et qui est le moins agréable aux mères qui n'aiment point qu'on se dérobe à leurs regards. La personne qui fait le *voyage à Cythère*, ayant choisi son compagnon, se retire dans un cabinet ou derrière un paravent. Là, le cavalier peut embrasser sa dame, et toucher ce qui lui plaît le plus de son ajustement. De retour du *voyage*, le cavalier demande à chacun ce qu'on pense qu'il a touché. Si l'on se trompe, il donne un baiser à la chose indiquée, et si l'on devine juste, la personne qui a deviné en fait autant ».

Ces pénitences ne peuvent avoir été conçues que par tel de ces malades qui emploient toutes les ruses, les plus dangereuses mêmes, pour satisfaire leur envie ; ce sont ces « jeux que l'oisiveté de la soirée engendre[1] » qui émouvaient tant Rousseau, le prototype du masochiste.

M. TRÉNEL.

1. J.-J. ROUSSEAU : *La nouvelle Héloïse*, 1re partie, lettre I. — Rappelons aussi, à ce sujet, que Rousseau fut arrêté à seize ans, en Italie (1728), pour exhibitionnisme. — *Confessions*, 1re partie, livre III.

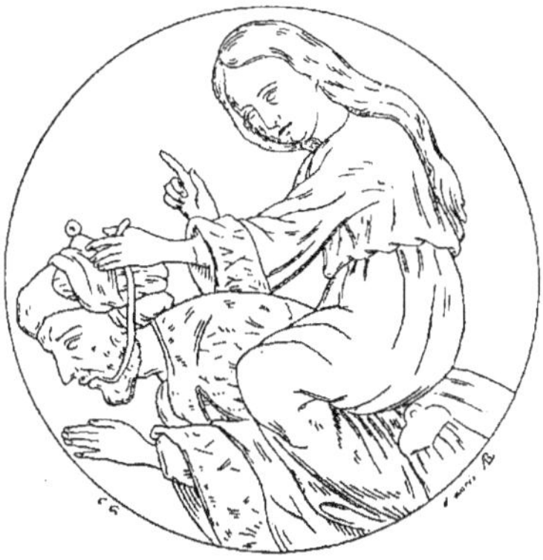

FIGURE V

SCULPTURE DU CHATEAU DE GAILLON

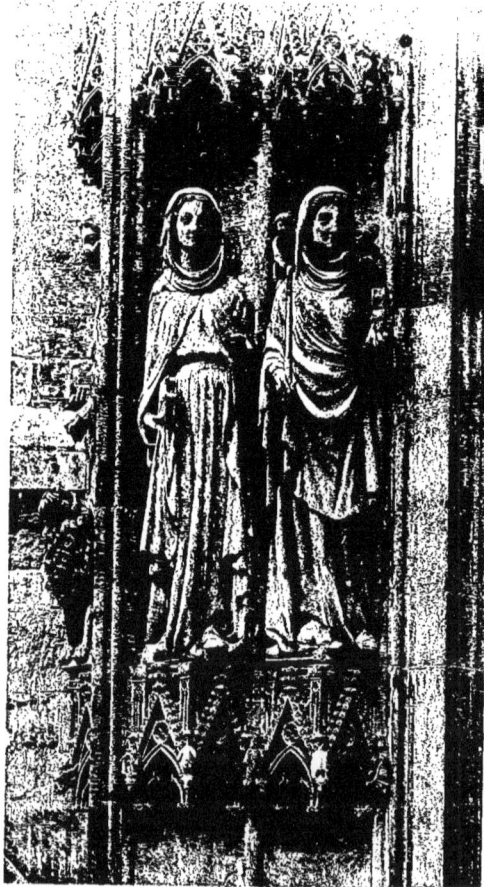

STATUES COUR DU PORTAIL DES LIBRAIRES

(Cathédrale de Rouen)

IV

SAINTE APOLLONIE
Vierge d'Alexandrie et Martyre

La cour qui précède le portail des Libraires de la cathédrale de Rouen offre une suite gracieuse de statues, de bas-reliefs et d'ornements de toute sorte, qui forme comme le vestibule de cette flamboyante entrée.

Au premier plan, à gauche, un groupe de trois statues de saintes attire d'abord le regard. L'ensemble en est délicieux, tant par la douceur des expressions que par le charme des attitudes et des draperies.

Il est aisé de reconnaître ces trois saintes. La plus rapprochée de l'entrée est la Madeleine ; son visage est d'une idéale beauté ; ses épaules et sa poitrine disparaissent entièrement sous le ruissellement de son opulente chevelure ; de la main droite, elle soutient un livre ; sa main gauche, mutilée, est étendue en avant ; un lion, debout à ses pieds, lève vers elle un regard docile.

Sainte Geneviève est à l'autre extrémité du groupe. Elle tient également un livre d'une main ; de l'autre, elle porte un cierge allumé ; un petit diable, juché sur son épaule, cherche à l'éteindre avec son soufflet, tandis qu'un ange minuscule, posté de l'autre côté, tend un bras en avant pour en défendre la vaillante clarté[1].

Entre elles une autre sainte, au visage empreint d'une grande douceur, présente de la main gauche une pince en forme de tenailles, avec, insérée entre les branches, une dent. De l'autre main, qui soutient un livre à fermoir, elle relève légèrement un pan de sa robe.

Cette sainte, moins connue que ses deux compagnes, est Apollonie ou Apolline, vierge d'Alexandrie. En lui refusant la palme, emblème ordinaire du martyre, pour la remplacer par le livre, attribut des

---

1. Les monuments du Moyen-Age offrent des reproductions nombreuses de cette scène. Telle est une statue de sainte Geneviève (du xve siècle), qui orne le porche de Saint-Germain-l'Auxerrois, à Paris. Dans la même ville, un vitrail de l'ancienne église de Sainte-Geneviève (aujourd'hui détruite), conservé par la gravure, figure une scène identique. Les exemples pourraient être multipliés : voir Guénébault, *Dictionnaire iconographique des figures, légendes et actes des saints*, publié par l'abbé Migne, Paris, 1850, p. 241-242.

confesseurs, l'artiste anonyme qui a figuré cette sainte s'est montré esclave un peu strict des textes sacrés. S'il est bien exact — et nous le verrons plus loin — que sainte Apolline n'a pas été mise à mort par ses persécuteurs, elle n'en est pas moins morte pour sa foi, après avoir souffert un martyre aussi atroce que singulier.

C'est la nature de ce martyre, attesté par cette dent que la sainte nous présente, qui fait d'Apollonie une figure intéressante pour le médecin.

L'histoire de sainte Apolline a été rapportée par Eusèbe, évêque de Césarée, dans son *Histoire de l'Eglise.* Cet auteur sacré cite une lettre de Denis, évêque d'Alexandrie à Fabius, évêque d'Antioche, qui constitue le document le plus ancien sur elle. Dans cette lettre, écrite du fond d'une retraite peu sûre, Denis parle de la sorte de ceux qui souffrirent le martyre à Alexandrie :

« Ce ne fut pas l'édit de l'empereur Dèce qui excita la persécution contre nous. Elle avait commencé un an auparavant. Ce fut un poète qui anima contre nous le peuple et qui le porta à défendre l'ancienne superstition, qu'il crut ne pouvoir mieux défendre qu'en répandant notre sang.....

»... Ils prirent alors Apollonie, cette admirable vierge, et lui cassèrent les dents par la violence des coups qu'ils lui donnèrent au visage. Ils allumèrent ensuite un grand feu hors de la ville et la menacèrent de la jeter dedans si elle ne blasphémait avec eux. S'en étant excusée, et ayant été laissée en liberté, elle se jeta d'elle-même dans le bûcher, où elle fut à l'heure même consumée [1]. »

Tel est le texte le plus ancien que nous possédions sur sainte Apollonie ; il offre les plus grandes garanties d'authenticité, puisqu'il provient d'un contemporain qui s'est borné à raconter avec une douloureuse simplicité les vicissitudes et les souffrances des fidèles de son diocèse. La sincérité du récit est encore attestée par ce fait que l'évêque d'Alexandrie n'a pas cherché à cacher la mort volontaire de la sainte, acte de sacrifice héroïque ou de désespoir, bien explicable après de pareilles souffrances, répréhensible, cependant, pour

[1]. *Histoire de l'Eglise,* écrite par Eusèbe, évêque de Césarée ; traduite par M. Cousin, Président de la Cour des Monnaies; Paris, 1675. Tome I, chapitre XLI : De ceux qui souffrirent le martyre à Alexandrie, p. 299 et 300.

ceux qui s'en tiennent à la lettre même des prescriptions ecclésiastiques [1].

C'est très probablement par un scrupule de ce genre que l'auteur de la statue de sainte Apollonie, parfaitement instruit des conditions de la mort de cette sainte, lui a refusé dans son œuvre la palme du martyre.

En se transmettant de générations en générations, l'histoire primitive de sainte Apolline s'est peu à peu déformée ; la légende y a quelquefois gagné en poésie, mais les faits y ont perdu en authenticité.

Dans la *Légende dorée*, Jacques de Voragine nous peint ainsi la mort de l'héroïque vierge :

« Sous l'empereur Décius, une grande persécution sévit à Alexandrie contre les serviteurs de Dieu. Prévenant les édits de l'mpereur, un misérable, nommé Divin, excita contre les chrétiens une foule superstitieuse qui, enflammée par lui, devint tout altérée du sang des fidèles.....

» Or, il y avait à Alexandrie une vierge admirable, nommée Apolline, déjà fort avancée en âge, et tout éclatante de chasteté, de pureté, de piété et de charité. Et, lorsque la foule furieuse eut envahi les maisons des serviteurs de Dieu, Apolline fut conduite au tribunal des impies. S'acharnant sur elle, ses persécuteurs commencèrent par lui arracher toutes ses dents ; puis, ayant allumé un grand bûcher, ils la menacèrent de l'y jeter vive si elle se refusait à blasphémer avec eux. Mais elle, dès qu'elle vit le bûcher allumé, se recueillit d'abord un instant en elle-même, puis, s'échappant des mains de ses bourreaux, s'élança dans le feu dont on la menaçait, effrayant même la cruauté de ses persécuteurs. Eprouvée déjà par plusieurs supplices, elle ne se laissa vaincre ni par ses souffrances, ni par l'ardeur des flammes, qui n'était rien en comparaison de l'ardeur allumée en elle par les rayons de la vérité [2]. »

Le fond du récit est le même ; le cadre en a été seulement élargi [3].

---

1. Lire à ce sujet la curieuse remarque de l'abbé Migne, dans GUÉNÉBAULT, loc. cit., page 67 ; et, plus loin, une note au bas de la page 163, concernant une citation de RIBADINIERA.

2. La *Légende dorée du bienheureux Jacques de Voragine* ; traduction *Théodor de Wyzewa*, pages 152 et 153. *Sainte Apolline, vierge et martyre* (9 février).

3. Certains traducteurs pensent que la vie de sainte Apolline n'a pas été écrite par Jacques de Voragine, mais ajoutée ultérieurement au texte primitif de cet auteur.

On remarquera quelques différences de détail : l'âge d'Apollonie, que ne nous donnait point le texte primitif ; la nature de son supplice, plus atroce et moins vraisemblable ; enfin, une erreur de traduction : le mot poète devenu un nom propre, vraiment trop aimable pour un être aussi peu sympathique que le persécuteur de cette innocente vierge.

La *Légende dorée* est la source inépuisable à laquelle les artistes du Moyen-Age ont emprunté les sujets et les détails de leurs œuvres ; les merveilles qu'ils ont sculptées au portail de nos églises ou peintes sur leurs vitraux ne sont que les illustrations de ce poétique ouvrage. C'est de lui, certainement, que s'est inspiré l'auteur de la statue d'Apolline, de la Cathédrale de Rouen, et c'est pour cela qu'il l'a représentée avec une pince, instrument de son supplice, tenant une dent entière, une molaire, arrachée et non fracturée[1]. Moins scrupuleux observateur du texte en ce qui concerne l'âge de l'héroïne, il s'est refusé à la représenter comme « déjà fort avancée en âge », et, sacrifiant la vérité à l'esthétique, en a fait, au contraire, une vierge jeune et gracieuse.

Jacques de Voragine écrivait au xii⁰ siècle. Les auteurs des différentes *Vies des Saints* qui l'ont suivi ne se sont pas contenté d'emprunter à son ouvrage le récit des légendes sacrées : ils les ont peu à peu dénaturées, souvent d'une façon maladroite. Nous ne rappelerons pas ici les diverses altérations qu'a subies dans leurs écrits l'histoire de sainte Apolline ; Bollandus en a fait justice. Il nous paraît impossible, cependant, de ne pas signaler le récit fantaisiste d'un de ces auteurs qui, attribuant le martyre de la sainte à l'empereur Julien, bien innocent de cet acte, puisqu'alors il n'était pas

---

1. Les artistes des divers pays qui ont représenté sainte Apolline ont adopté, comme le sculpteur rouennais, le mode de supplice indiqué dans la *Légende dorée*. A ce sujet, voir entre autres : Bibliothèque Mazarine, n° 4478 (38), fol. 61, *gravure anonyme* représentant la sainte debout, tenant ses dents arrachées et une grande pince, instrument de son supplice ; Circiniano, gravé par A. Tempeste, planche 17 de la suite intitulée *Ecclesiæ militantes Triumphi* au cabinet des Estampes ; *Generale Legende der Heiligen*, par Ribadiniera et Rosweid, Antverpen, 1649. — Consulter, pour les représentations artistiques de sainte Apolline, Guénébault, loc. cit., page 67. H. Meige, dans son article sur les *Arracheurs de dents* (*Nouvelle Iconographie médicale de la Salpétrière*, 1900, pages 678 et 679), indique trois documents artistiques intéressant cette sainte : un *tableau de Francesco Granacci*, Florence, Galleria antica e moderna (n° 290) ; une *peinture de l'Ecole allemande*, au Musée germanique à Nuremberg (n° 127) ; enfin, un *tableau de l'Ecole flamande du XV⁰ siècle*, au Musée de Bruxelles (n° 140).

né, ajoute encore à la barbarie du supplice : « Imperator, acriori pulsatus furore, ... iussit durissimos stipites pareri, et in igne duros fieri et prœacutos, ut sic dentes eius et per tales stipites lœderent, radices dentium cum forcipe ernerentur radicitus[1]... »

Presque tous ces auteurs sont d'accord sur un point ; les dents de la sainte ont été non brisées, mais arrachées[2].

Avec sa connaissance profonde des textes anciens et son admirable sens critique, Jean Bollandus a rétabli les faits en reproduisant, presque littéralement, dans ses « Acta sanctorum », le récit de Denis d'Alexandrie : « Sed, et admirandam illam Apolloniam pronectæ œtatis Virginem, comprehenderunt, omnes que illœ dentes maxillis diuerberatis excutiunt[3]... »

Le martyre de sainte Apolline eut lieu l'an 248 après Jésus Christ, sous l'empereur Philippe et sous le pape Fabien[4]. L'Eglise célèbre cette sainte le 9 février.

---

1. *Acta sanctorum.* JOANNES BOLLANDUS, GODEFRIDUS HENSCHENIUS, societatis Jesu theologi... Februarius. Tome II. Antwerpiœ apud Jacobum Meursium, anno MDCLVIII ; page 281. — L'empereur Julien naquit en 331, quatre-vingt-trois ans après la mort de sainte Apolline.

2. Voir le *même ouvrage* ; pages 279 et 280. Un des auteurs cités s'exprime ainsi : « Commotus Prœfectus iussit, ut dentes eius lapidibus excuterentur » ; un autre (de 1548) dit : « Tunc fredens Prœses, et ira ductus nimià prœcepit omnes eius dentes violenter extrahi ».

Un contemporain, de Bollandus, le jésuite espagnol RIBADINIERA, dans le récit assez mélodramatique qu'il présente du martyre d'Apollonie, raconte ainsi le supplice de cette sainte : « ... ils lui donnèrent tant de coups qu'ils lui rompirent les mâchoires et lui arrachèrent toutes les dents ». Plus loin, il excuse, d'une façon originale, son héroïque suicide : « Etant embrasée de son amour et de ce feu divin qui brûlait dans ses entrailles, par un instinct particulier et mouvement de Dieu (car elle ne pouvait faire autrement) elle se jeta dans le feu, duquel elle fut consumée... » *Les Fleurs des vies des Saints*, traduction d'André DUVAL, Rouen, chez la veuve Louis Coste, rue Ecuyère, aux « Trois croix couronnées », 1659 ; page 284.

3. *Acta sanctorum*, Februarius, tome II. Vita de s. Apollonia, virg. mart. Alexandriæ in Egypto ; page 278. — La vie de sainte Apollonie a été écrite par Joannes Bollandus lui-même et non par ses continuateurs.

4. L'auteur de la *Légende dorée* commet une confusion de date lorsqu'à propos de la mort de sainte Anastasie il dit : « Sainte Apollonie fit enlever le corps de sainte Anastasie et l'ensevelit dans son jardin, où une église fut élevée en son honneur » (*Vie de sainte Anastasie, martyre*, p. 45). Le martyre de sainte Anastasie eut lieu, d'après le même auteur, dans l'île de Palmaria, sous le règne de Dioclétien, c'est-à-dire à une date postérieure à celle de la mort de la vierge d'Alexandrie.

Si nous en croyons l'auteur de la *Légende dorée*[1], un autre martyr, saint Longin, eut à subir un supplice analogue. « Longin, dit Jacques de Voragine, était le centurion qui avait été chargé par Pilate d'assister, avec ses soldats, à la crucifixion du Seigneur, et qui avait percé de sa lance le flanc divin. Il se convertit à la foi en voyant les signes qui suivirent la mort de Jésus, c'est-à-dire l'éclipse de soleil et le tremblement de terre..... Pendant vingt-huit ans, il mena la vie monastique à Césarée de Cappadoce, faisant de nombreuses conversions par sa parole et par son exemple. Il fut amené devant le gouverneur de la province, qui, sur son refus de sacrifier aux idoles, lui fit arracher toutes les dents et couper la langue... » Ensuite, il eut la tête tranchée.

Nous ne connaissons point de figurations de ce saint donnant la représentation de son supplice, et nous ne croyons pas qu'il ait jamais été invoqué, comme sainte Apolline le fut, pour les affections dentaires.

Mutilé par ses bourreaux et consumé entièrement par le feu (sauf peut-être les fragments des dents cassées), le corps de sainte Apollonie n'en a pas moins fourni à la pieuse vénération des fidèles d'importantes reliques. Ce sont principalement des mâchoires entières ou débris de mâchoires et des dents intactes. Nombreuses sont les églises ou chapelles qui s'enorgueillissent d'en posséder. Bollandus cite parmi elles quatre églises de Rome, plusieurs églises italiennes, des couvents ou églises des Flandres et de l'Artois ; à Cologne, nous en trouvons en cinq endroits différents ; il s'en rencontre jusqu'en Portugal[2].

Nous ne pensons point qu'il en existe en Normandie.

Et, cependant, la Normandie a voué, pendant longtemps, un culte particulier à cette sainte. Victimes prédestinées de la carie dentaire et de tous les maux qu'elle engendre, nos aïeux se sont adressés bien souvent à la sainte, qui, ayant souffert des douleurs plus atroces, mais de même nature, leur paraissait désignée pour obtenir

1. La *Légende dorée*, loc. cit. : Vie de saint Longin. martyr, page 180. La fête de saint Longin se célèbre le 15 mars. Dans plusieurs *Vies des Saints*, ce martyr est désigné sous le nom de Longis.

2. *Acta sanctorum* : Februarius, tome II, page 282.

du Tout-Puissant le soulagement de leurs propres souffrances. La place d'honneur occupée par sainte Apolline dans la cour des Libraires, entre deux saintes aussi vénérées que la Madeleine, l'amante du Christ, et Geneviève, la patronne de Paris, montre en quelle estime la martyre d'Alexandrie était tenue à Rouen au Moyen-Age. A cette époque, une des portes de notre ville était désignée sous son nom[1] ; elle était voisine d'une chapelle dédiée à cette sainte[2]. Dans la campagne environnante, on trouvait plusieurs sanctuaires sous le même vocable. Dans le bois d'Ouville-la-Rivière, on montre l'emplacement d'une ancienne chapelle de Sainte-Apolline[3].

Aujourd'hui, encore, il existerait, dans quelques églises de la Haute-Normandie, des pélerinages à cette sainte contre le mal de dents. MM. les abbés Bunel et Tougard citent, parmi ces lieux de pélerinage, l'église Saint-Ouen-de-Brachi et les églises de Sauchay-le-Haut et de Quièvrecourt[4].

Nous ignorons la formule spéciale de prière dont se servaient jadis, dans la région normande, les patients qui préféraient l'intercession de sainte Apolline à l'intervention infiniment plus doulou-reuse de l'arracheur de dents. Nous avons relevé, par contre, dans les *Acta sanctorum*, le texte de deux oraisons dont on usait en Allemagne, en pareille circonstance, au Moyen-Age[5]. Voici la première :

O Sancta Apollonia, per passionem tuam impetia nobis remissionem omnium peccatorum, quæ dentibus et ore commissimus per gulam et loquelam, ut liberemur a dolore et stidore dentium hic et in futuro, et diligendo cordis munditiam, per gratiam labiorum, habeamus amicum Regem Angelorum, amen.

1. La porte Sainte-Apolline était située au haut de la rue des Carmes, entre l'église du couvent de ce nom, actuellement détruite, et la rue de l'Aumône (aujour-d'hui des Fossés-Louis-VIII). Elle est citée et représentée dans le célèbre *manuscrit relatif au cours des fontaines de la ville de Rouen* de Jacques Le Lieur (1525). M. Adeline en a donné une très fidèle reproduction. Plus tard, cette porte fut reportée un peu plus haut, au carrefour du Coq, situé au point où la place de la Rougemare coupe la rue Beauvoisine. Il n'en reste plus aujourd'hui de traces. Consulter Nicétas Périaux : *Dictionnaire des rues et places de Rouen*, 1870, pages 147, 487 et 488.

2. Cochet : *Répertoire archéologique de la Seine-Inférieure*, page 438.

3. Même ouvrage, page 76.

4. Bunel et Tougard : *Géographie du département de la Seine-Inférieure*, arron-dissements de Dieppe et de Neufchâtel.

5. *Acta sanctorum* : Februarius, tome II, page 282.

La seconde, spéciale au diocèse de Cologne, devait, pour agir efficacement, être répétée sept fois :

Deus pro cuius amore B. Apollonia Virgo et Martyr horribilem excus-sionem constanter sustinuit; prœsta, quœsumus, ut omnes qui eius com-memorationem frequentant, a dolore dentium et capitis semper immunes custodias, et post huius exilij œrumnas ad superna gaudia perduccas. Per Dio.

La prière actuelle que le prêtre récite à l'office de sainte Apolline, le 9 février, dans le diocèse de Rouen, ne fait allusion ni à la nature du supplice de cette sainte, ni à ses mérites thérapeutiques.

Deus qui inter cetera potentiæ tuæ miracula etiam in sexu fragili victo-riam martyrii contulisti, concede propitius, ut qui beatæ Apolloniæ, Virginis et Martyris tuæ, natalitia colimus, per ejus ad te exempla gradiamus.

Rien de plus banal.

Fatiguée des prières innombrables que lui ont adressées depuis des siècles nos malheureux aïeux, tous plus ou moins affligés de maux de dents, sainte Apolline serait-elle, avec le temps, devenue sourde aux supplications des fidèles ? On serait tenté de le croire, car le culte dont elle fut l'objet semble s'être relâché peu à peu.

L'amour de la nouveauté, et peut-être un certain nombre d'in-succès (quel médecin n'en a pas ?), lui ont suscité une rivale au xviie siècle, dans la personne de sainte Philomène, qui guérit saint François de Sales d'un mal de dents. Pauvre sainte Apolline, elle a pu connaître l'inconstance des sentiments des hommes ! Dans cette même ville de Rouen, où son culte fut si longtemps en honneur, où son souvenir triomphant revit encore au seuil du portail des Libraires, sa rivale est, paraît-il, à la veille de lui porter un dernier coup. Si nous en croyons un bruit qui est parvenu jusqu'à nous, un pèlerinage à sainte Philomène s'organise actuellement dans une des paroisses de Rouen.

Console-toi de l'ingratitude des hommes, douce et héroïque vierge d'Alexandrie ; au temps de ta puissance, tu n'as connu que la rivalité peu dangereuse d'empiriques maladroits et grossiers ; celle qui cherche à te remplacer dans la faveur publique aura peut-être bien du mal à lutter victorieusement contre leurs habiles successeurs.

C. NICOLLE.

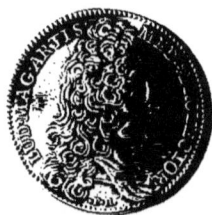

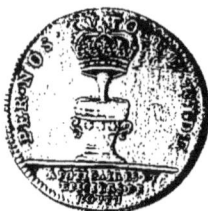

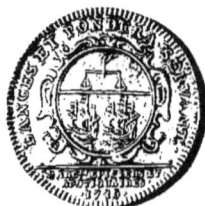

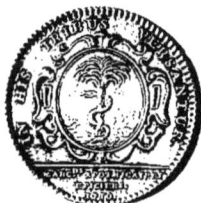

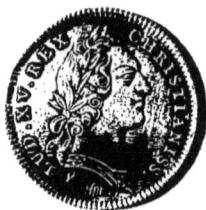

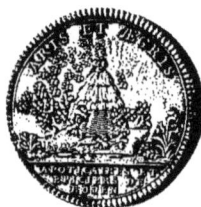

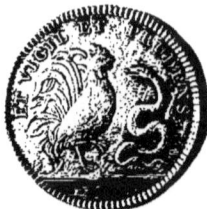

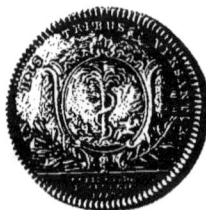

JETONS DE LA CORPORATION DES APOTHICAIRES
DE ROUEN

V

LES JETONS DE LA CORPORATION
DES APOTHICAIRES, ÉPICIERS, CIRIERS DE ROUEN

L'usage des jetons dans la corporation des apothicaires, épiciers, ciriers de la ville, faubourgs et banlieue de Rouen paraît remonter à la fin du xviie siècle.

Ces jetons étaient en argent, du module de 30 millimètres environ, du poids de 9 grammes 1/2, et d'une valeur représentative de deux livres, soit environ 10 francs de notre monnaie.

Ils n'étaient pas seulement distribués aux membres présents lors des différentes assemblées de la Communauté ou de la Confrérie, mais encore, et surtout, à l'occasion de la réception d'un nouveau maître dans la corporation apothicaire, épicier ou cirier, pour solder, d'une façon discrète, les honoraires des gardes formant le Jury d'examen.

Le nombre de ces jetons ou jettons[1], comme on disait alors, distribués lors d'une réception d'un maître apothicaire, par exemple, était assez considérable pour constituer aux examinateurs, médecins, gardes en charge ou anciens gardes un véritable bénéfice.

Aux réceptions d'apothicaires pour une grande ville, il en était délivré 150 environ et 130 lorsque le candidat avait choisi une petite ville ou un bourg comme lieu d'établissement.

Ces jetons étaient payés par l'aspirant qui les achetait au clerc du bureau de la corporation, sans préjudice des 700 livres qu'il versait après réception à la « boëtte » de la Communauté, et des 3 ou 6 livres, selon le cas, au bureau des pauvres valides.

Ils avaient également un autre emploi. Lorsqu'un haut fonctionnaire ou un premier magistrat nouvellement promu venait prendre possession de son siège, les membres composant le bureau des différentes corporations avaient coutume, en allant saluer le nouveau personnage, de lui remettre une centaine de jetons neufs. Ils leur

---

1. Les premiers jetons s'appelèrent d'abord *gectoires*, puis *gettons* ou *geton*, et *jettons*.

étaient remis dans de jolies bourses en velours, sur lesquelles étaient brodées les armoiries ou les initiales de celui auquel elles étaient destinées[1].

Parmi les quatre jetons que nous reproduisons, il en est un qui fut frappé pour les apothicaires de Paris et dont il porte, du reste, la légende : *Lances et pondera servant*, ce jeton fut employé pendant quelque temps par nos apothicaires rouennais.

Quant aux autres, ils n'en firent graver que les revers, les différents coins des avers servant au besoin à toutes les corporations en général.

Le coin du jeton représentant une vipère dressée sur sa queue en face d'un coq et portant comme devise *et vigil et prudens*, servit en 1756 à frapper une pièce en l'honneur du chirurgien de Louis XV, qui signa les statuts de la corporation des chirurgiens de Rouen en 1751. Ce jeton porte au revers l'inscription suivante :

REGNANTE
LUDOVICO XV
AUXILIIS D. D.
DE LA MARTINIÈRE
EQUITIS CONSILIARII
ET PRIMARII
REGIS CHIRURGI
1753.

A. POUSSIER.

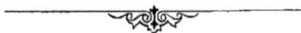

1. On a pu voir, l'an dernier, à l'Exposition des Arts appliqués à la décoration des tissus, organisée à Rouen par la Société industrielle, une très intéressante série de ces bourses, provenant de la collection de M. R. Garreta.

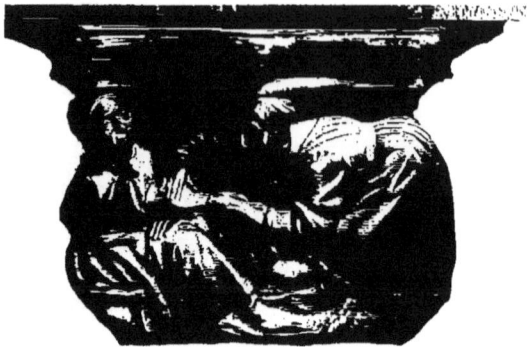

LA SAIGNÉE

(Stalles de la Cathédrale de Rouen, XVe siècle.)

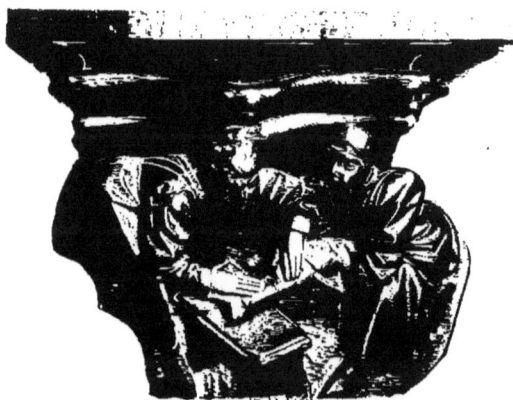

L'EXPLORATION CHIRURGICALE

(Stalles de la Cathédrale de Rouen, XVe siècle.)

VI

A PROPOS

D'UNE

« MISÉRICORDE » DE LA CATHÉDRALE DE ROUEN

(ESQUISSE SUR LA SAIGNÉE)

———

Les artistes se sont maintes fois inspirés de sujets appartenant à la médecine ou à la chirurgie, auxquelles ils ont de tout temps fait de larges emprunts, mais, tandis que de nos jours, les sujets médicaux sont destinés à orner nos salles d'hôpitaux, nos facultés, nos salles de garde, les artistes du Moyen-Age et de la Renaissance n'ont pas craint de transporter ces motifs essentiellement profanes jusque dans les édifices religieux. Pour peu qu'on étudie de près les détails de nos cathédrales et de nos églises, leurs verrières, leur mobilier, on est surpris d'y trouver un nombre considérable de documents intéressants pour le médecin. Dans certains cas, le sujet ayant trait à quelque épisode de la vie d'un saint (verrières de Saint-Vincent de Rouen, de Blosseville-ès-Plains, de Vatteville, de Doudeville), se trouve naturellement à sa place dans un édifice religieux, mais il en est d'autres qu'on est stupéfait, au premier abord, d'y rencontrer, et l'esprit reste longtemps indécis avant de comprendre la raison de la présence de sujets profanes en de saints lieux.

Il existe à la cathédrale de Rouen deux sculptures sur bois qui ont trait à des actes de « cyrurgie » et que nous avons fait photographier ; ce sont des sujets tirés des « patiences » ou miséricordes des stalles de la cathédrale de Rouen, qui, presque toutes, représentent des personnages appartenant aux anciennes corporations de Rouen (cordouaniers, tondeurs de draps, ymagiers, machons, poissonniers, etc.).

La première, située dans les « hautes formes » du côté nord du chœur, représente un personnage assis ; sa jambe droite, dont il paraît souffrir et qu'il maintient des deux mains, au niveau du jarret, est appuyée sur un banc ; à droite de ce personnage, un homme vêtu d'une courte tunique se tient penché sur la jambe qu'on lui présente et qu'il semble explorer avec la plus grande attention. Sa main gauche est posée à plat sur la face interne de la jambe à sa partie supérieure, tandis que les doigts de la main droite sont allongés un peu au-dessus du cou-de-pied du blessé. Il existe sur la jambe de celui-ci une encoche au niveau de la face interne du tibia. Y a-t-il là une intention de l'artiste, ou n'est-ce qu'une injure du temps, c'est ce que nous ne saurions affirmer.

On pourrait penser que ce petit tableau représente un chirurgien cherchant la crépitation sur un membre traumatisé, mais l'attitude même du blessé qui est assis et dont la jambe ne repose que par le talon sur l'escabeau, nous fait rejeter cette hypothèse. Il se pourrait que le praticien recherchât la tension ou la mollesse d'un « apostème » ou que par des pressions concentriques il s'efforçât d'en évacuer le contenu. La physionomie du blessé qui semble très nettement s'attendre à souffrir, me fait plutôt penser que le chirurgien cherche simplement à localiser un point douloureux.

Dans le deuxième tableau [1], une femme assise sur un banc très bas, les jambes semi allongées, présente la main et l'avant-bras du côté droit; de sa main gauche posée à plat sur la cuisse droite, ce personnage soutient le coude qui est largement découvert, la manche étant retroussée au niveau de la partie moyenne du bras. En face, un homme vêtu d'une *longue robe* bordée de fourrure, de la main gauche tient la main droite du premier personnage de façon à l'étendre sur l'avant-bras, et à bien mettre en lumière la face antérieure de celui-ci.

Cet homme, que le peu de hauteur de la miséricorde oblige à se pencher fortement, applique la pulpe des quatre derniers doigts de la main droite sur la partie externe du pli du coude du patient.

Evidemment, l'artiste a voulu nous faire assister à une scène chirurgicale : chirurgien explorant un membre blessé, faisant des frictions ou mieux encore se préparant à pratiquer une saignée. Pour ma part, je serais plus tenté d'admettre cette dernière hypothèse ; outre que jadis le massage était moins en honneur que de nos jours, les chirurgiens d'alors recherchant la guérison des traumatismes beaucoup plus par l'application de fomentations variées que par des frictions méthodiques, l'attitude du chirurgien, l'expression attentive de sa physionomie me font penser qu'il se livre à une investigation très minutieuse ; de la pulpe des doigts qui n'appuient que sur un point bien connu des phlébotomistes, on peut, en toute logique, conclure qu'il recherche la veine céphalique, pendant que de sa main gauche il maintient étendu le bras sur lequel il va opérer. Il n'est pas

1. Dans les « basses formes » de gauche du chœur.

jusqu'à la position du patient, dont le bras n'est pas seulement appuyé sur le genou comme pour une simple exploration, mais solidement « calé » par l'autre main du malade, qui me fait penser que toutes les précautions sont prises pour une opération délicate.

On pourrait objecter que dans ce petit tableau ne se trouvent ni lancette, ni vaisseau pour recueillir le sang. N'oublions pas qu'il ne s'agit pas d'une illustration destinée à accompagner le texte d'un Guillemeau ou d'un Paré, mais simplement d'une fantaisie artistique.

*
* *

Rien d'étonnant d'ailleurs que la pensée de l'artiste, voulant représenter une scène chirurgicale, se soit fixée tout d'abord sur la saignée, étant donnée la place tenue pendant si longtemps par cette opération.

Pendant tout le Moyen-Age et la Renaissance, on a usé et abusé de la phlébotomie ; les ouvrages de grande chirurgie, comme ceux de Guy de Chauliac ou de Henry de Mondeville lui consacrent plusieurs chapitres, et les auteurs y reviennent à plusieurs reprises. L'imagination populaire, savamment entretenue par les barbiers, mires et myresses, avait formulé plusieurs dictons, dont quelques-uns nous sont parvenus. Les almanachs populaires, ou ce qui en tenait lieu alors, consacrent une place toute spéciale aux indications de la saignée.

Un « Kalendier » du xiiie siècle nous enseigne les plantes qu'il faut recueillir chaque mois, en même temps que les époques auxquelles on doit faire saigner, et quelles veines doivent être saignées :

En janvier ne doit nus sainier mais faire puison de gengembre.
En février doit-on sainier de la vaine du pous.
En marc doit-on boire douc boire et nient sainier et prendre puison d'aukerrois.
En avril doit-on sainier de la moïene vaine et mangier car nouvelle et ventoucer et faire puison de feneule.
En mai doit-on caut boire et caut mangier et de le vaine del fic sainier et faire puison d'aloine.
En ghieskerec doit-on sainier et boire aighe à enjun et faire puison de flours de crapes de roisin.
En fenerec ne doit nus sainier mais mangier rue et faire puison de crapes de roisin.
En aoust doit-on boire douc boire nient sainier et faire puison de rue.
En septembre doit-on sainier et mangier oes et car de porc et boire moust et faire puison de betone.
En octembre doit-on roisin mangier et moust boire à enjun et faire puison de poivre et des ailles et de cel.
En novembre doit-on sainier de la vaine del fic et faire puison d'isope.
En décembre fait on aussi com en novembre.

Plus tard, le Calendrier des Bergers nous donnera quelques conseils sur le même sujet.

Saignée du.jour saint Valentin
Fait le sang net soir et matin.
La saignée du jour de devant
Garde des fièvres pour constant.
Le jour de sainte Gertrude bon fait
Se faire saigner du bras droit.
Celui qui ainsi fera
Ses yeux clers cette année aura.

La saignée ne faisait pas fureur uniquement dans le peuple, elle sévissait également dans les cloîtres. La religion prescrivait des jours de jeûne, la science d'alors prescrivait des jours de « minutio del sanc », le « jour malade », qui était consacré à la saignée. Dans certains ordres religieux (Chartreux), la saignée était le seul remède permis, parfois, il est vrai, avec quelques restrictions. Les Clunistes pouvaient se faire saigner quatre fois l'an, les Prémontrés cinq fois, d'autres ordres avaient plus de liberté, à tel point que le Concile d'Aix-la-Chapelle, en 817, défendit aux religieux de se faire saigner lorsque l'état de leur santé ne l'exigerait pas absolument. La religion fut vaincue par le préjugé, et jusque vers le milieu du xvie siècle, la lancette continua ses exploits dans les cloîtres, « septim in anno minuimus monachum », dit un vieil axiome médical.

Les autorités ecclésiastiques de notre région paraissent avoir été indulgentes pour ce passe-temps innocent (au point de vue canonique) ; l'archevêque Eudes Rigault permet la saignée aux couvents de femmes du diocèse de Rouen et leur conseille même d'avoir une « saigneresse ». « Sorores suis temporibus minuant sibit si placet et *minutricem* habeant competentem ».

A l'époque de la Renaissance et jusqu'au dernier siècle, la saignée continue à être très en honneur. Dans les chroniques, dans les lettres, nous voyons les personnages célèbres clystérisés, purgés, taillés ou saignés, surtout saignés.

A peine de temps en temps une voix s'élève-t-elle pour protester contre cette fureur. Hippocrate et Galien, « à qui l'on tord le nez », prêtent leur autorité pour réduire au silence l'audacieux qui ose se permettre de combattre les errements suivis jusqu'alors. N'est-ce point Guy Patin qui comptait sur la lancette du Diable pour le venger de de la Brosse, dont l'audace avait préféré la mort à la saignée.... « J'espère que le Diable le saignera en l'autre monde »... La variole, elle-même, ne peut mettre un frein à cette ardeur sanguinaire. « Petite vérole, disait Chirac, je saurai bien t'habituer à la lancette ».

Patin saigna un enfant de 3 jours et un vieillard de 83 ans. Mauriceau, chez une femme enceinte, pratique 48 fois la saignée.

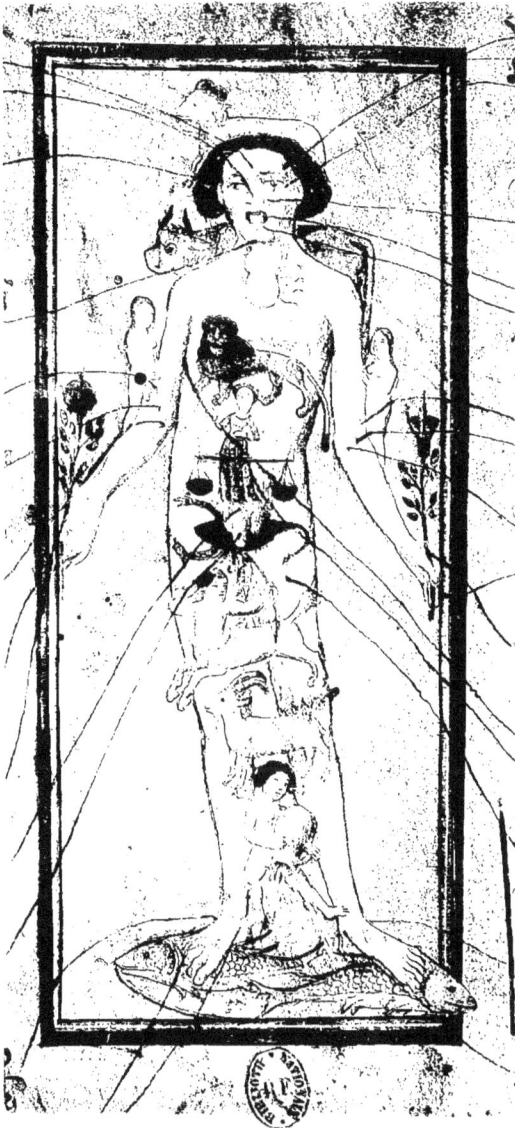

LES INDICATIONS DE LA SAIGNÉE

(D'après une miniature du XVᵉ siècle, illustrant un manuscrit
de Henri de Mondeville, chirurgien normand.)

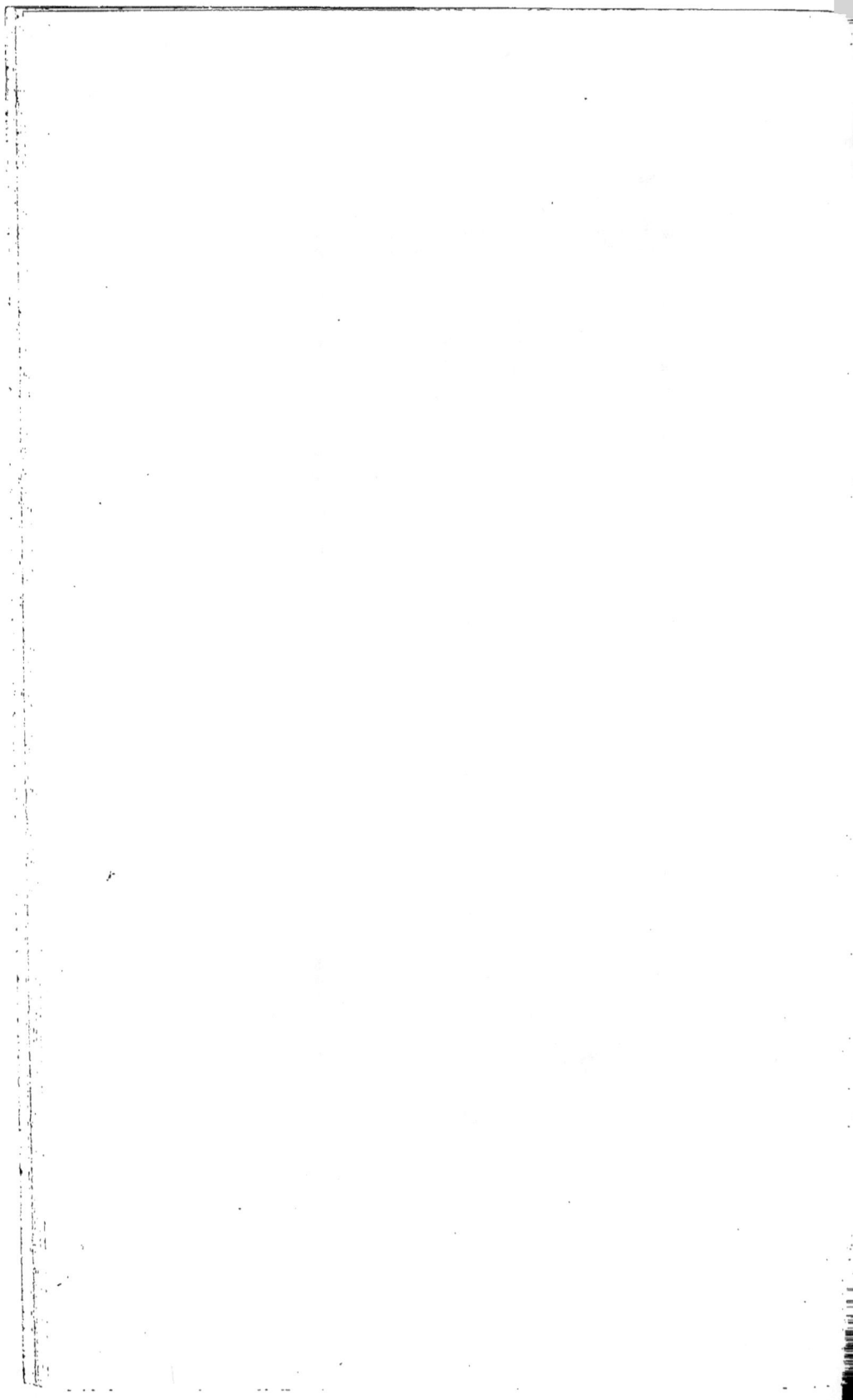

Etant donné cette *furor secandi,* on comprend que les indications de la saignée étaient nombreuses.

Au Moyen-Age, elle se pratique *par amitié,* lorsqu'on veut mêler son sang à celui d'un ami fidèle, à celui de la femme qu'on chérit, par *vengeance* pour punir les méfaits conjugaux, mais ce sont là des occasions rares de saignée; beaucoup plus souvent elle est pratiquée pour faire une *évacuation* de. sang ou d'humeurs qui pèchent en quantité ou en qualité, pour provoquer une *distraction des humeurs.* S'il existe un mal quelque part, il faut faire une saignée à la partie opposée, afin que la matière qui afflue au mal soit attirée du côté opposé. La phlébotomie attire le sang dans la région où elle est pratiquée (on incisait les saphènes pour provoquer les menstrues); enfin, sans nulle autre indication, on saigne pour préserver des maladies, et le mot que Molière mettra quelques années plus tard, dans la bouche de Sganarelle, est déjà vrai: « Comme on boit pour la soif à venir, il faut aussi saigner pour la maladie à venir. »

Dans ce cas, on saigne dans un moment d'élection, au printemps et à l'automne, saisons plus tempérées. Si le temps est chaud, on saignera par le vent du nord, au commencement de la matinée. Si le temps est froid, par le vent du sud et vers midi. Il est de toute nécessité de s'occuper de la lune, la lune dont l'influence sur les femmes est si grande :

> Luna vetus veteres, juvenes nova requirit
> Et media medio sic purgantur mulieres.

Le chirurgien asservi à la Nature l'imitera et tiendra compte des quartiers de la lune ; il se gardera de saigner une jouvencelle à la vieille lune, ou une vieille femme à la nouvelle.

On évite que la lune soit embarrassée ou en conjonction dans un même signe avec de mauvaises planètes. La fin de la Balance et le commencement du Scorpion sont néfastes. Mettre le fer dans la veine d'un membre quand la lune se lève dans le signe qui la régit, est une chose effroyable. Chaque partie de notre corps est, en effet, gouvernée par un signe du zodiaque, c'est-à-dire par les constellations qui se trouvent dans ce signe.

J'ai fait photographier, à la Bibliothèque nationale, sur un manuscrit du xv⁰ siècle, qui contient l'anatomie de Henri de Mondeville, une miniature représentant le corps humain sur lequel sont dessinés les signes du zodiaque. La tête est gouvernée par le Bélier, le cou par le Taureau ; les Gémeaux gouvernent les bras, la Vierge le ventre, le Capricorne les genoux, le Verseau les jambes ; les pieds subissent l'influence des Poissons. Sur cette miniature, on peut voir des traits qui renvoient au texte du manuscrit, qui indique le nom de chaque veine et les indications de sa section.

Il existe à la Bibliothèque municipale de notre ville un manuscrit du XIIIᵉ siècle, montrant également les indications de la saignée.

D'après ce manuscrit[1], nous voyons que vingt veines peuvent être saignées « de quibus locis flebotomiamus homines. De vigenti venis hoc est de arteriis duabus. » La veine sublinguale sera incisée dans les affections de la bouche, des dents et des gencives « propter reuma gingivarum et vitia oris et dentium ». La folie, comme la céphalée, sera traitée par la saignée d'une veine du front ou du nez : « de media fronte incidimus unam propter gravitatem capitis et alienationem et frenesiam..... de naribus incidimus unam propter gravitatem capitis ».

Voici les indications de la saignée des veines du membre supérieur : « de manu incidimus duo, unam secus digitum pollicem propter inflammationem pulmonis, alteram secus digitum minorem propter inflammationem splenis..... In mediana vero quæ a pulmonibus habet principatum ponitur flebothomus..... propter pulmonis curam et dispneiam orthopneiam, peripneumoniam et asmaciam..... Cephalicam venam incidimus propter curas capitis et oculorum seu propter oculorum effusionem et tumorem gravem eorum et cætera..... Cephalica quæ a capite habet principatum. » Cette opération est même particulièrement grave, car « si vena ipsa male incisa fuerit subitaneum timorem fecit et si per negligentiam ipse musculus solutus fuerit et afflictus subitaneam mortem adducit ».

Du temps d'Ambroise Paré, la saignée, comme au Moyen-Age, peut être *révulsive, évacuative, dérivative.* Dans ce dernier cas, on ne retire jamais trop de sang, et le bon barbier de Laval nous conte l'histoire mémorable d'un maître d'hôtel de l'amiral Brion, à qui, pour une contusion de la tête, l'on tira, en quatre jours, vingt-sept palettes de sang..., adonc fut bien joyeux.

Au XVIIᵉ siècle, on saigne les opérés, les « frénétiques », les cancéreux. Anne d'Autriche fut saignée du pied... sans être autrement malade, mais quelques jours après, on ne parlait à Paris que du cancer de la mamelle dont elle devait mourir quelques mois plus tard. A cette époque, quelques médecins s'appuient sur Hippocrate

---

1. Nous tenons à remercier M. Héron qui a bien voulu nous aider à déchiffrer ce manuscrit, que, sans lui, nous n'aurions pu lire.

pour admettre qu'on ne doit pas saigner dans le flux du ventre. « Fluente alvo venam non secabis », soutenant que la Nature, dont les mouvements sont réglés aussi bien que les forces, ne peut soutenir deux mouvements contraires... Le flux d'en bas arrête celui d'en haut... Celui qui sonne les cloches ne peut pas suivre la procession. Cependant Marie de Médicis qui avait mangé des abricots d'une façon abusive et souffrait d'un « flux de ventre » intense, fut saignée contrairement aux principes et guérie par M. de Lorme.

Malgré leur peu d'empressement à se faire saigner (nos sotes femmes n'entendent pas ce secret), les femmes enceintes ne sont pas à l'abri de la lancette, le fœtus étant souvent étouffé par l'abondance du sang. Enfin, et ce n'est pas là le moindre mérite de la saignée, elle servit bien des fois à adoucir l'aigreur des rapports qui existait entre les médecins et les chirurgiens. « Nous ne sommes pas ici en trop bonne intelligence avec les chirurgiens ni les apothicaires, ceux-là étant trop glorieux et ceux-ci trop avides de gagner à faire des parties de prix excessif. Néanmoins, ceux-là sont plus paisibles, « beneficio frequentioris flebotomiæ quam hic exercemus quæ lucrum et laudem eis conciliat ».

J'ai actuellement un mémoire pour opérations et médicaments fournis en 1704 par un chirurgien de Rouen, *M. Thibost, place du Neuf-Marchai*, à une dame Réant. La lecture de ce mémoire, qui évoque l'image de ce bon M. Argan, lisant les « parties » de M. Fleurant, nous donne un renseignement exact sur le prix de la saignée à cette époque.

Tandis qu'un julep pour Madame ou une médecine pour la fille se paie 1 liv. 5 sols, une visite est comptée 3 sols et une saignée 10 sols; même en tenant compte de la différence de la valeur de l'argent à cette époque, on voit que la chirurgie n'était guère rémunérée et qu'il fallait trois saignées pour équivaloir à un simple julep.

A Dieppe, la saignée était payée également 10 sous chez les particuliers, 9 sous seulement chez les Ursulines.

A Bayeux, la saignée n'était même payée que 5 sols; au XVIe siècle, 3 deniers seulement.

Il est plaisant de songer que cette opération qui fit vivre tant de chirurgiens et aida à mourir tant de malades, nous a été enseignée par un animal peu réputé généralement pour son développement intellectuel ; si nous en croyons les auteurs, la cigogne nous a appris l'art de M. Fleurant; mais c'est à l'hippopotame que nous sommes redevables de la saignée. « L'hippopotame (qui est un cheval de la rivière du Nil) nous a enseigné la phlébotomie, lequel estant de nature gourmant et glout, se sentant aggravé de plénitude de sang, se frotte contre les roseaux rompus les plus piquants et s'ouvre une veine de la cuisse pour se descharger tant que le besoin lui est; puis, se vautrant dedans la fange, s'estanche le sang ». La tradition ne dit pas quels sont ces roseaux assez résistants pour percer le cuir du « cheval du Nil ».

Nous venons de voir que les patients ne partageaient pas toujours le même avis que les médecins sur l'opportunité et surtout sur le plaisir de la saignée. Pour concilier la doctrine avec la pratique, l'école Salernitaine avait trouvé un moyen détourné.

Une plante, la sanicle (Sanicula europaea), jouissait de la propriété de tirer le sang, et, encore actuellement, dans notre région, on vient la demander chez les pharmaciens sous le nom typique de « tire-sang » ou de schnick. On prenait alors de la tisane pour enlever un, deux, trois pots de sang.

> La sauge et la sanicle
> Font au chirurgien la nique.

Tout le monde ne pouvait pas être flébotomiste. Dionis défend au flébotomiste d'arracher des dents, de peur de se gâter la main. Si nous en croyons René François[1], le saigneur doit être jeune, bien voyant. Mondeville le veut doté par la nature d'un visage riant et agréable, qualité qu'il est difficile d'acquérir lorsqu'une fée bienfaisante ne l'a pas déposée dans votre berceau. Il doit être garni de bonnes lancettes de diverses pointes, et faire préparer de l'eau, un essuie-mains, un vase, un bâton, une bande, de l'étoupe. On donnera au patient un vase d'une main et un bâton dans l'autre; puis, ayant frotté le lieu où se doit donner le coup, lier au-dessus avec un bandeau, et lors-qu'on aura trouvé la veine, la faisant enfler et grossir, l'ayant bien choisie il la faut toucher du « doigt prochain le pous ». *Toutes les fois que cela se pourra le médecin assistera à l'opération*, chose nécessaire au XVIIIe siècle comme au XVe. Quand on saigne le Roi, il tient la chandelle, l'apothicaire tient la poêlette (Dionis).

Si le sang coule en trop grande abondance, on aura de la « pouldre rouge » toute prête pour tarir le flux et « resouder » la plaie. Une fois pansé, le malade doit se tenir en joie et satisfaction, jouer aux

---

1. *Essay des merveilles de la nature et des plus nobles artifices*; pièces très nécessaires à tous ceux qui font profession d'éloquence. A Rouen, chez Jean Osmont, dans la cour du Palais. MDCXXVI.

dés ou aux osselets (sans autre enjeu que du vin ou de la nourriture), il louera un musicien de son sexe muni de beaucoup d'instruments ; enfin, il se gardera des méchants bruits. Ainsi tirera-t-il grand profit de la saignée.

*
* *

Le sang évacué par la saignée doit être recueilli précieusement ; en effet, la saignée n'est pas seulement une arme thérapeutique, c'est aussi un élément de diagnostic.

Du sang évacué par la phlébotomie, le chirurgien tire de précieuses indications, non-seulement au point de vue de l'état du corps, mais encore de celui de l'âme ; un sang subtil, tempéré de qualités, étant un signe de bon sens et de bonne intelligence.

Comme pour les urines, les charlatans cherchèrent force profits de l'examen du sang, où certains d'entre eux prétendaient trouver les causes des maladies, souvent même l'état physiologique du patient. Nombreux sont les tableaux, les anecdotes, où un savant urologue diagnostique avec assurance une gestation dont il a trouvé la preuve dans l'inspection de l'urine de la consultante ; plus rares ceux où le diagnostic se fait par l'examen du sang ; aussi, je me permettrai de citer presque en entier un intéressant fabliau de Marie de France :

DOU MIRE[1] QUI SEINA UNS HOME

D'un Mire cunte qui saina
Un riche hume que il garda
En mult très grant enfermetei
Puis aveit le sanc cumandei
A sa fille que le gardast,
Ke mille riens si adésat,
Kar par ce sanc bien quemontreit
Quel enferté ses père aureit.
La meschine porta le sanc
En se cambre de sur un banc,
Mes mult li est mésavenu,

Car tut le sanc a espandu.
Ne l'osa dire ne mustrer,
N'autre cunseil ne sot truver ;
Mais sei meesmes fist sainier
Icel sanc lesse refreidir,
Tant que li Mires l'ot véu,
Par le sanc a aperchéu
Que cil est prains [2] que l'ot laissié.
etc.

Marie DE FRANCE [3].
Fable XXXVIII.

1. Les mires n'étaient pas à proprement parler des médecins ; comme le barbier de Pékin, de Bouilhet, ils n'avaient pas d'échoppe.

« C'est en plein air sous le ciel pur
Que le... mire... met sa boutique. »

Ils parcouraient les villes et criaient par les rues pour s'annoncer ; ils portaient une boîte de drogues et de médicaments, ainsi que de la charpie et des bandages ; ce sont les ancêtres de nos « radoubeurs » ou de nos « bailleuls ».

2. En état de gestation.

3. Ce fabliau rappelle une anecdote rapportée par Chereau. Une jeune fille que sa maîtresse avait chargée de porter le superflu de la boisson chez un urologue, répand cette urine et ne trouve rien de mieux de la remplacer par de l'urine de vache. — Allez dire à votre maîtresse, lui ordonna le praticien, qu'elle ne mange point tant d'herbe.

De bons esprits, cependant, ont étudié de près les caractères du sang extrait par la saignée ; la lecture de leurs écrits nous montre que « stercus et urina non sunt médici unica prandia », le sang de bonne nature doit être doux ; s'il est amer, cela vient du mélange avec de la bile ; s'il est astringent, de la mélancolie naturelle. Si nous voulons bien croire ces auteurs, nous redouterons que notre sang, fraîchement extrait, ne prenne des reflets chatoyants ou veloutés, et nous le verrons, avec plaisir, se coaguler rapidement. Je te souhaite, ami lecteur, d'avoir un sang noir, non intense, pourpre, net, mais qu'un caillot de ce sang lavé dans une eau courante et frotté entre les doigts ne fasse entendre un grincement ; tu n'aurais plus qu'à te mettre sous la protection de saint Roch, peindre ta maison en blanc et vêtu de noir te promener dans les rues une crécelle à la main.

Pardonnons aux flébotomistes les flots de sang qu'ils ont répandu ; que la terre leur soit légère ; ils ont vécu l'âge d'or pendant les siècles écoulés, rien d'étonnant que les artistes d'alors se soient inspirés plus d'une fois de leur « mestier de barberie et de cirurgie ».

L'exposition du Musée rétrospectif de médecine et de chirurgie en 1900, nous a permis de voir réunis plusieurs sujets des plus intéressants, figurant la saignée, et il existe dans l'art bon nombre de représentations de cette opération ; mais, ne voulant ni ne pouvant faire une note iconographique générale, je me contenterai des documents purement locaux.

Malheureusement, les recherches que j'ai faites à ce sujet ont été peu fructueuses et je n'ai pu trouver dans notre région aucun document autre que cette patience dont nous donnons une reproduction, et dont, au premier abord, on s'explique mal la présence dans un édifice religieux.[1]

Cependant, il faut remarquer que les stalles à miséricordes grotesques ou profanes ne sont pas spéciales à la Cathédrale de Rouen. Pour ne parler que de celles que nous connaissons, l'église de Boos, la chapelle d'Henri VII à Westminster, celle de Saint-Georges à Windsor, qui sont de date un peu postérieure à celle de Rouen, sont également ornées de sujets grotesques.

L'analogie des stalles de nos bons chanoines, avec celles des che-

---

1. Il existe dans des collections particulières des figurations de la saignée, mais elles sont toutes d'origine étrangère.

valiers du bain ou de la jarretière, devait être encore plus complète lorsqu'elles étaient dans leur état primitif et que les dossiers étaient surmontés de boiseries avec dais comme celles de Westminster ou de Windsor.

Il est peu probable que cette analogie s'explique par une communauté d'origine, bien que certains faits puissent, au premier abord, faire songer à cette hypothèse ; les détails de nos stalles sont dus au ciseau d'artistes étrangers. On avait fait venir pour décorer l'œuvre de Philippot Viart des ymagiers flamands : Pol Mosselmen, François Trubert, etc. Selon toutes probabilités, ces sculpteurs, lorsque la décoration des stalles du chœur fut terminée, en 1469, allèrent porter leur art au loin. La reconstruction de la chapelle Saint-Georges date de 1474 ; il n'y aurait rien d'étonnant à ce que les mêmes ymagiers qui avaient travaillé à Rouen se soient transportés en Angleterre ; mais, si la reconstruction de la chapelle de Windsor est de très peu postérieure aux travaux de Mosselmen à Rouen, il n'en est pas de même de la chapelle d'Henri VII, qui date du commencement du xvie siècle. Enfin, d'autres stalles sont certainement postérieures, celles de Boos, par exemple, qui proviennent d'une église des Andelys. (L'une des sculptures de ces stalles présente quelque analogie avec celle de la Cathédrale que la *R. M. N.* a déjà reproduite à propos du Lai d'Aristote. Un personnage, une trompette à la bouche, chevauche un homme.)

Quelle peut être la raison d'être de ces figurations dans des édifices religieux ? D'aucuns ont voulu voir là des dons faits par chacune des corporations de la ville, chaque corporation ayant tenu à contribuer à la décoration du chœur ; d'autres ont pensé que la reconnaissance des places était facilitée par la diversité dans la décoration des stalles, chacun reconnaissant la sienne par les figures qu'elle portait ; il est beaucoup plus probable que nos bons aïeux n'y mettaient point tant de malice. A cette époque, une montée de sève artistique débordait de tous côtés. Nous pouvons nous en faire une idée en voyant dans les monuments, vestiges de la splendeur passée, la multitude de détails, tous intéressants, dont bon nombre cependant trop haut placés ou masqués ne peuvent être vus du public et restent perdus. Cette exubérance de l'imagination se manifestait partout, la fantaisie de l'artiste s'accrochant aux culs-de-lampe aussi bien qu'aux chapiteaux de piliers et aux portails, aux boiseries des sièges de chanoine comme aux tombeaux des princes.

Le chirurgien a souvent tenté l'artiste flamand. La chirurgie moderne devait un souvenir reconnaissant à celui qui, inconnu de nous, a laissé dans notre basilique rouennaise l'image de deux de nos ancêtres dans l'exercice de leur art.

P. DEROCQUE.

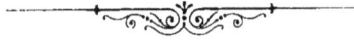

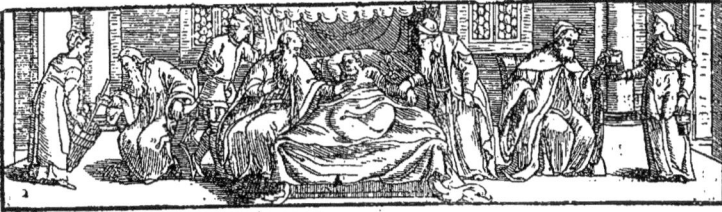

ETUDE SUR LA CORPORATION DES APOTHICAIRES
DE ROUEN

Jusqu'en 1508, les apothicaires, épiciers, ciriers et confiseurs de Rouen durent se conformer aux statuts et ordonnances que, successivement, Philippe le Bel, Jean le Bon et Charles VIII avaient octroyés à toutes les corporations des apothicáires de France.

Ce ne fut que sous Louis XII que leur furent dressés des statuts particuliers, statuts confirmés plus tard par Henri III, en 1588, par Henri IV, en 1596, Louis XIII, en 1631, et Louis XIV, en 1644.

Rédigés avec autant d'équité que de sage prévoyance, ces statuts délimitaient les droits et les devoirs de chacun et assignaient aussi bien à l'apothicaire qu'à l'épicier les privilèges qui leur étaient concédés.

Elus à la pluralité des voix, les apothicaires composèrent pendant longtemps le Bureau de la corporation.

Ce ne fut que vers le milieu du xviie siècle que les épiciers, devenus très nombreux, obtinrent trois sièges sur six, comme Gardes de la Communauté.

Dans leurs nombreuses attributions, le syndic et les gardes avaient :

1° A procéder à la réception des nouveaux maîtres ;

2° A faire respecter les arrêts, lois et ordonnances concernant les privilèges de la profession ;

3° A visiter plusieurs fois par an les boutiques de leur confrères, des épiciers et des ciriers ;

Et 4° à répartir, d'une façon équitable, sur tous les membres de la corporation, les différents impôts dont ils étaient frappés.

Lorsqu'un apprenti désirait devenir maître, il adressait aux syndic et gardes en charge une lettre dite expositive, demandant à être examiné et à faire son chef-d'œuvre pour pouvoir exercer son état dans une ville désignée.

Il joignait à sa supplique, des certificats de bonnes mœurs, de catholicité et de stage chez les différents maîtres, dans l'officine desquels il avait travaillé.

Après avoir pris connaissance de ces différentes pièces, les gardes apostillaient la requête et l'adressaient au médecin du Roy pour qu'il voulut bien fixer le jour et l'heure du premier examen.

Lorsque l'aspirant avait reçu notification de la décision du médecin, il allait, accompagné d'un garde devant lui servir de conducteur pendant toute la durée des épreuves, faire trois visites : à chaque garde et ancien garde apothicaire, ainsi qu'aux deux médecins devant l'examiner.

La première pour leur annoncer le jour pris par le médecin du Roy pour la première séance, la deuxième pour leur porter le programme imprimé de son chef-d'œuvre, et enfin la troisième pour les remercier et leur porter des honoraires.

Voyons, maintenant, comment un apprenti arrivait à décrocher sa précieuse lettre de maîtrise.

Au jour fixé, l'aspirant se présentait au bureau de la corporation, devant un Jury composé généralement du médecin du Roy, comme président, et d'un de ses confrères, de trois gardes en charge et anciens gardes.

Le médecin du Roy adressait en latin un discours au candidat, discours auquel celui-ci devait répondre dans la même langue. Les gardes et les médecins posaient ensuite, toujours en latin, quelques questions sur les principes généraux de la pharmacie.

On s'ajournait à une époque ultérieure (environ deux ou trois jours) pour la deuxième épreuve qui consistait en un ou deux discours latins de la part des gardes, et d'une série de questions roulant sur la pharmacie chimique.

Le troisième examen, le plus singulier de la série, consistait d'abord en une herborisation d'une durée de 2 heures.

Le lieu choisi, d'ordinaire, était le terrain avoisinant les Eaux Minérales de Saint-Paul.

Le dernier maître reçu, choisi généralement comme conducteur, muni par l'aspirant d'un pic et d'une « pouche », arrachait les plantes qui lui étaient montrées, et ce dernier les portait ou les faisait porter au bureau de la corporation ; dans l'intervalle, une autre série de plantes recueillies au jardin botanique étaient avec les premières présentées au candidat qui devait les déterminer et en faire connaître les principales propriétés.

Une quatrième séance était réservée à l'examen des drogues ; elle durait une heure environ.

A la cinquième réunion, assistaient seuls les gardes, lesquels, dans le silence du cabinet, déterminaient le choix des préparations qui seraient données pour le chef-d'œuvre.

La sixième épreuve roulait sur l'explication d'auteurs latins et de formules magistrales rédigées par les médecins. Le candidat devait non-seulement lire couramment les ordonnances qui lui étaient présentées, mais encore indiquer comment il s'y prendrait pour les préparer.

Immédiatement après cette séance, on remettait à l'aspirant la liste des articles de son chef-d'œuvre, liste qu'il était tenu de faire imprimer comme nous le faisons encore pour nos synthèses.

A trois ou quatre jours de là, septième réunion, au cours de laquelle avait lieu l'exposition des différents produits. On avait soin de placer au milieu de bonnes substances, d'autres de qualité inférieure, et dans la sélection judicieuse de ces drogues, le Jury appréciait le savoir de l'apprenti.

Puis, enfin, pendant trois ou quatre jours consécutifs, dimanches et fêtes exceptés, le candidat travaillait à ses préparations.

Il était surveillé à tour de rôle par les anciens gardes et aidé par son conducteur, généralement celui dont il prenait la suite, lorsqu'il devait se fixer à Rouen.

Cette fonction d'aide-préparateur était désignée par le titre bizarre de *Maître tenant la queue de la poêle !*

Huit jours après avait lieu l'assemblée générale des gardes et anciens gardes pour procéder au jugement du chef-d'œuvre, séance pendant laquelle le candidat devait fournir nombre d'explications sur ses opérations et sur l'emploi des drogues qu'il avait préparées. A l'issue de chacune des séances, le conducteur faisait sortir le candidat et le Jury délibérait.

Si l'aspirant n'obtenait pas la majorité des suffrages à chacune des épreuves, il était renvoyé à six mois.

Malgré des lettres de recommandation de hauts magistrats, nos apothicaires, soucieux de leur dignité, et fiers de leurs prérogatives, ajournaient fréquemment, impitoyablement, les candidats ignares ou coupables de supercherie dans la confection de leur chef-d'œuvre.

Mais, lorsqu'il avait subi avec succès toutes ces longues épreuves, il était, le lendemain du jugement du chef-d'œuvre, devant les médecins, les gardes et maîtres apothicaires et épiciers, déclaré solennellement *capable* et *suffisant* d'être reçu maître de l'état d'apothicaire, épicier, cirier.

Le nouveau maître était alors tenu de verser à la « boëtte » de la communauté une somme de 700 livres, plus 3 ou 6 livres pour le bureau des pauvres valides.

Quelques jours après, accompagné de tous les membres du Jury, il allait prêter serment par devant le Lieutenant Général du Baillage de Rouen, qui lui délivrait sa lettre de maîtrise dûment signée par lui et les membres du Jury, apothicaires et épiciers.

On peut voir ainsi qu'un examen d'apothicaire durait environ trois semaines et remplissait une douzaine de séances, aussi fatigantes pour le candidat que pour les examinateurs.

Il ne faudrait pas croire, cependant, que ces derniers siégeaient gratuitement. Ces examens, très nombreux à Rouen, constituaient pour ces Messieurs un privilège rémunérateur.

Au cours des différentes séances, il n'était pas distribué moins de 150 jetons de présence, et le jeton avait une valeur représentative de 2 livres.

Si l'on compare la valeur de l'argent au commencement du xviiie siècle au taux actuel de notre monnaie, on peut estimer à plus de 5,000 francs les frais de cet examen.

Il est vrai que le nouveau maître, comme compensation, était invité, à titre gracieux, au plantureux banquet qui cloturait la session.

En vertu d'un arrêt du conseil du Roy, les apothicaires rouennais pouvaient délivrer des lettres de maîtrise valables dans toute la Normandie.

Seules, les villes de loix de la province et celles où existait une jurande pouvaient procéder à des réceptions, mais pour leur ressort seulement.

Les apothicaires de Lille, de Paris et de Lyon jouissaient respectivement de cette même prérogative.

Aussi, est-on surpris, en feuilletant le registre de réceptions des apothicaires de Rouen, d'y voir figurer des noms d'apothicaires reçus pour des villes situées aux quatre coins de la province, alors qu'il existait au Havre, à Caudebec chef de Caux, à Honfleur, à Lisieux et à Caen, des maîtrises ou des jurandes.

Nos apothicaires étaient en droit de faire subir de nouveaux examens à tous ceux qui, étant détenteurs de lettres de maîtrise délivrées au dehors, *même avec privilège du Roy*, voulaient s'établir dans une localité de notre province.

Il suffisait de la plainte d'un confrère adressée au syndic pour qu'aussitôt on rappelât le délinquant au respect des usages légalement établis.

Si, par hasard, et cela se produisit plusieurs fois, le nouveau venu faisait la sourde oreille, il était traduit devant le Parlement, qui le forçait ou à se soumettre, ou à fermer boutique.

Il pouvait être délivré trois sortes de lettres de maîtrise, l'une pour l'apprenti devenant maître, une autre de gagnant maîtrise, comme fils de maître, et, enfin, une troisième de gagnant maîtrise avec le privilège des hôpitaux.

Dans le premier cas, l'apprenti était reçu, ce que l'on pourrait appeler au tarif plein ; cela lui coûtait, comme je l'ai dit tout à l'heure, environ 1,000 livres.

Le privilège de fils de maître abaissait le tarif de 500 livres. Quant au troisième, il était reçu gratuitement.

Il est bon de dire qu'il était resté comme garçon apothicaire au service des pauvres et des malades, soit pendant une période de 6 ans à l'Hospice, ou 12 années à l'Hôtel-Dieu. Le service dans les hôpitaux aussi bien pour les apothicaires que pour les chirurgiens était gratuit.

Ils y étaient logés et nourris, recevaient par an deux habits de drap noir et un chapeau de castor de 6 livres ; — 100 livres à titre d'indemnité annuelle constituaient leur argent de poche.

De tout temps, l'apothicaire gagnant maîtrise logeait dans l'hôpital et ne pouvait exercer son art en ville. Par une tolérance regrettable, les directeurs autorisèrent un jour un sieur Jalama, leur apothicaire, à demeurer au dehors et d'y ouvrir boutique tout en conservant son poste à l'hospice.

Les apothicaires adressèrent une réclamation à l'administration qui fit la sourde oreille, et les choses restèrent ainsi jusqu'au moment où le sieur Jalama désira résilier ses fonctions.

A cette époque, la Commission administrative désirant un titulaire adressa une requête aux apothicaires tendant à faire délivrer une lettre de maîtrise à un apprenti qui venait d'accomplir à l'hôpital ses six années de stage. Le bureau des apothicaires répondit à la supplique par un mémoire rappelant que, d'après l'Edit de 1681, le gagnant maîtrise devait loger à l'hospice et non comme cela s'était produit, habiter au dehors, s'y établir, et, par suite, faire concurrence aux apothicaires de la ville.

L'administration hospitalière ne voulant prendre aucun engagement, les apothicaires se retournèrent vers le comte de Saint-Florentin, ministre et secrétaire d'Etat qui leur donna raison.

Dans l'intervalle de toutes ces démarches, le candidat fatigué d'attendre avait quitté Rouen, et, grâce à son stage à l'hôpital, avait pu se faire recevoir gratuitement à Paris.

Cette querelle fut loin d'être stérile pour la science, car si les apothicaires eurent raison de la résistance de l'administration des hospices, elle procura à la France un naturaliste de plus et non des moins distingués.

Le candidat s'appelait Valmont de Bomare[1], et il y a tout lieu de croire que s'il était resté à Rouen, surtout à cette époque, il ne nous aurait jamais légué les travaux considérables qu'il a produits.

Actuellement, un pharmacien reçu reste pharmacien jusqu'à la fin de ses jours, qu'il exerce ou non ; il n'en était pas de même autrefois. On était apothicaire tant que l'on était possesseur de sa lettre de maîtrise, et quand on voulait se démettre de son titre, ce qui arrivait parfois, on renvoyait sa lettre au bureau de la corporation par ministère d'huissier.

Le nom du démissionnaire était rayé du tableau et ne figurait plus sur l'état de répartition des impôts.

Le titre d'apothicaire qui pouvait être considéré comme une charge, présentait une autre particularité : il était réversible sur la veuve.

En effet, au décès d'un apothicaire établi, sa veuve pouvait, tant qu'elle le voulait, faire gérer son officine par un aide capable, sous la surveillance du syndic. Et lorsqu'elle voulait céder sa pharmacie, elle était tenue de restituer par exploit au bureau, la lettre de maîtrise de son mari.

*
* *

L'attribution de leur charge qui leur causa le plus d'ennuis et à laquelle ils ne faillirent jamais, fut la défense de leurs intérêts professionnels.

1. J.-C. Valmont de Bomare, né à Rouen, le 17 novembre 1731, mort à Paris, le 24 avril 1807, ouvrit le premier à Paris, depuis B. Palissy, des cours publics d'histoire naturelle (1756-1788).

A l'encontre de la situation actuelle faite aux pharmaciens, l'apothicaire d'autrefois devenait presque toujours riche, très riche même.

Pour ôter à tous la velléité qu'ils auraient pu avoir d'augmenter ou d'abaisser leurs prix, nos bons maîtres avaient eu soin de rédiger un prix-courant d'un tarif honnêtement rémunérateur, l'avaient fait approuver par le Collège des Médecins, et homologuer par une sentence du lieutenant-général de police. Ce tarif était imprimé aux frais de la corporation et distribué gratuitement dans toutes les officines. Tous étaient tenus de s'y conformer strictement, sous peine d'une amende de 10 livres envers les pauvres par chaque infraction.

La position de l'apothicaire était très enviée.

Instruits, traités avec égard, ils allaient, de pair avec les médecins, laissant loin derrière eux les chirurgiens associés alors aux barbiers.

Peu nombreux (on en comptait à peine 8 ou 9 il y a 200 ans), ils réalisaient de gros bénéfices, malgré la concurrence déloyale des épiciers et des empiriques qui pullulaient alors.

Aussi, pour sauvegarder leurs intérêts, en firent-ils condamner des centaines. Les produits délictueux étaient saisis et confisqués, les meilleurs d'entre eux envoyés aux hôpitaux, les autres détruits ou jetés à la Seine.

Chaque contravention était de plus augmentée d'une amende variant de 500 à 1,000 livres, qui allait grossir le coffre de la Communauté.

Il n'y eut pas que les épiciers, chirurgiens et empiriques qui se virent l'objet des poursuites de nos ancêtres. Les couvents en eurent aussi leur part et non la moindre.

En l'année 1713, un long procès fut entamé au couvent des Pénitents de Rouen pour vente de remèdes et en la personne d'un frère Côme, cumulant dans la maison les fonctions de portier et d'apothicaire ; ils se virent condamnés à 55 livres d'amende envers la corporation.

Quelques années auparavant, vers 1704, ils avaient déjà encouru une condamnation pour le même motif, mais le procès le plus retentissant qu'ils engagèrent fut celui dirigé, vers 1756, contre les Carmes établis à Rouen.

Il existait alors deux maisons de cet ordre dans notre ville.

L'une rue des Carmes, paroisse Saint-Lô, appelée monastère des Carmes déchaussés.

L'autre installée faubourg Bouvreuil, paroisse Saint-Godard, connue sous le nom de Grands-Carmes,

Du premier monastère il ne reste rien.

De l'autre, au contraire, il nous reste leur superbe chapelle conventuelle, connue sous le nom d'église Saint-Romain.

Ils étaient venus de Paris, où ils avaient déjà eu maille à partir avec les apothicaires parisiens pour la vente illicite de drogues, et, entre autres, de leur fameuse eau de Mélisse (une spécialité qui a eu la vie dure, celle-là !)

Sitôt installés à Rouen, grâce aux libéralités des présidents et magistrats de la Cour des Aydes, ils se mirent en devoir de fabriquer des drogues et d'essayer de les vendre. Pendant longtemps, le public fut méfiant et ne se laissa pas séduire. On finit par leur envoyer de Paris deux frères très adroits, qui réussirent rapidement à faire prendre leurs produits.

Les apothicaires ayant adressé vainement des protestations aux frères supérieurs, écrivirent alors au R. P. général des Carmes, à Rome, dénonçant la conduite des frères de Rouen, et menaçant de poursuivre si les abus persistaient. — Celui-ci répond au bureau qu'il a ordonné le déplacement des frères coupables et sollicite pour son Ordre les bonnes grâces de la corporation.

Forts de l'appui de leurs puissants protecteurs, les Carmes ne donnent aucune suite aux ordres formels de leur Ministre général et continuent de plus belle leur commerce.

Pour mettre un frein à leurs menées, les apothicaires durent recourir aux tribunaux. Sur le conseil de leur avocat, ils adressent une requête au procureur, demandant qu'il soit rendu en leur faveur un arrêt, confirmant les anciens édits, et proclamant qu'eux seuls ont le droit de vendre et débiter des médicaments. Ils joignent à leur requête une liasse de reçus écrits et acquittés par les frères, établissant la contravention évidente.

Quelques mois après, il est rendu un arrêt confirmant les droits imprescriptibles des apothicaires et condamnant les deux couvents au coût des deux sentences, soit respectivement 25 et 30 livres.

Les apothicaires ayant eu gain de cause pouvaient se croire débarrassés pour toujours de ces concurrents sérieux.

Il n'en fut rien, hélas !

Les gros bénéfices qu'ils avaient réalisés ayant développé chez eux le goût du commerce, ils foulèrent bientôt aux pieds les sentences rendues, et tenant presque boutique ouverte, ils étendirent leurs relations commerciales, non-seulement dans la ville et la banlieue, mais encore dans un périmètre de plusieurs lieues.

C'en était trop.

Les apothicaires, furieux, s'adressèrent alors au Parlement, qui rendit un jugement condamnant les uns à 1,500 livres et les autres à 1,800 livres d'indemnité envers la corporation.

Cette fois, ils en furent débarrassés. Le procès avait duré deux ans.

On peut estimer que les frais de justice et les amendes versées dans cette affaire s'élevèrent à environ 30,000 francs de notre monnaie.

En 1760, ils intentèrent un long procès à la corporation des vinaigriers, distillateurs d'eau-de-vie, qui avaient émis la prétention d'empêcher les apothicaires de vendre toutes les préparations pharmaceutiques contenant du vinaigre.

Ils s'étaient introduits en armes chez un sieur André Besserve, apothicaire rue des Bons-Enfants, à l'encoignure de la rue Dinanderie[1] et avaient tenté de s'emparer de force d'une fiole contenant de *l'eau divine*, qui se trouvait dans la devanture de cette officine.

Traduits devant les tribunaux, d'abord par Besserve pour violences exercées contre lui et par la corporation pour cette tentative d'empiètement sur ses privilèges, les vinaigriers essayèrent, par l'intermédiaire de leur procureur de se défendre par toutes sortes d'arguments plus subtils les uns que les autres. Le plus plaisant d'entre eux fut celui-ci :

« Nous autres vinaigriers, distillateurs », écrivait l'avocat dans ses conclusions, « détenons le monopole de toutes les distillations possibles, nous distillons *per ascensum*, nous distillons *per descensum*, alors que les apothicaires ne distillent que *per latus*. »

Mais ce beau plaidoyer ne convainquit pas les juges, ils furent bel et bien condamnés et à l'amende et aux dommages-intérêts envers Besserve et la communauté.

Ainsi se défendaient-ils contre les empiètements de ceux qui tentaient de leur faire concurrence pour conserver intacts les privilèges qui leur avaient été concédés.

*
* *

La visite des officines, des boutiques d'épiciers et même des ciriers constituait également une de leurs prérogatives.

Elle se faisait environ tous les trimestres.

La visite des officines était effectuée par les gardes apothicaires seuls.

1. Cette pharmacie existe encore, mais pas dans ce même immeuble : elle fut déplacée deux fois. Actuellement elle est exploitée par M. Lemasson, rue des Bons-Enfants, n° 54.

Lorsqu'ils exerçaient cet office chez les épiciers, ils étaient accompagnés des gardes de cette corporation et d'un officier de police pour dresser au besoin une contravention.

Ces fonctions étaient gratuites.

*
* *

Si dans ces différentes attributions quelques-unes sont restées aux pharmaciens, il en est une qui leur a complètement échappé : la répartition de l'impôt sur les membres composant la corporation.

Ils ne doivent pas, je crois, avoir à le regretter.

Lorsque l'assiette de l'impôt était établie, l'Intendant de la Généralité adressait au syndic un état, dit de Capitation, indiquant à quelle somme sa corporation était taxée, ainsi que le rôle de l'impôt connu sous le nom de Vingtièmes de l'Industrie.

Le syndic et les gardes en charges répartissaient le plus équitablement possible et selon la fortune de chacun, les sommes prévues entre tous les membres inscrits au tableau de la corporation.

Le syndic était tenu de percevoir les sommes et de les verser au trésor.

Pendant la deuxième moitié du XVIIIᵉ siècle, les apothicaires furent taxés à 400 livres pour l'impôt de capitation, et 156 livres pour les vingtièmes de l'industrie, et, chose curieuse à observer, ces impôts, qui étaient établis à la fin de décembre, étaient presque tous soldés en mars.

Plus anciennement, au commencement du XVIIᵉ siècle, par exemple, alors que la corporation des apothicaires était encore unie à celle des épiciers, le syndic, qui était toujours un apothicaire, était pécuniairement responsable des deniers à percevoir.

La Communauté, dont le nombre des membres s'élevait alors à plus de 250, était imposée pour une somme de 5,000 livres.

On conçoit aisément les difficultés à surmonter pour répartir équitablement cet impôt considérable.

Des épiciers jaloux de la suprématie des apothicaires dans la corporation, n'acceptèrent pas la répartition, et, pour leur susciter des embarras, refusèrent de payer leur quote-part de l'impôt.

Aussi voit-on, en 1644, saisir les biens de Jacques Le Chandelier, apothicaire, syndic de la corporation, demeurant place de la Calende, paroisse Saint-Etienne la Grande-Eglise, jusqu'à parfait payement des sommes dues au Trésor.

Il fallut un jugement du Bailliage pour forcer les réfractaires à payer, les juges ayant refusé l'autorisation de prendre à même du coffre de la Communauté pour rembourser le fisc.

En outre de ces diverses attributions, les apothicaires eurent à se soumettre à de bien curieuses obligations.

Un arrêt du Bailliage, du 27 septembre 1603, leur défendait aussi bien qu'aux chirurgiens qu'aux médecins de s'absenter de la ville sans permission, et cela sous peine d'amende envers les pauvres.

Plus tard, une ordonnance royale, non moins vexatoire, rendue à la fin du règne de Louis XIV, vers 1702, défendait aux médecins, apothicaires et chirurgiens de visiter, soigner ou délivrer des médicaments aux malades qui, dans les trois jours de leur maladie, n'avaient pu leur fournir un certificat de leur confesseur.

En cas d'infraction à cette ordonnance, on pouvait être frappé d'une amende de 3 livres pour la première fois, de l'interdiction pendant trois mois en cas de récidive, et à la troisième fois de la déchéance pour tout le Royaume.

On ne badinait pas, alors, sur les questions touchant de loin ou de près à la religion.

L'obligation dans laquelle on était tenu de présenter un certificat de catholicité lors des examens, fut probablement la cause de la disparition des protestants apothicaires à Rouen, tout au moins depuis la dernière moitié du xviiᵉ siècle.

Il en existait cependant dans notre région; ceux-là, peut-être reçus à Rouen comme catholiques, avaient bien pu changer de religion une fois établis.

On en rencontre à Dieppe, qui furent obligés de fuir à l'étranger lors des persécutions.

L'un de ceux-ci s'appelait Moïse Lesire, se réfugia en Hollande; il avait son officine rue du Haut-Pas.

L'autre, Jean de Caux, vraisemblablement apparenté au célèbre ingénieur, et qui habitait au Bras-d'Or, Grande-Rue, dut se réfugier clandestinement à Rye, en Angleterre.

*
* *

Avant de terminer cette étude, qu'il me soit permis de dire quelques mots, non plus sur notre vieille corporation, mais sur une Association à laquelle elle fut intimement liée, je veux parler de la Confrèrie des apothicaires.

Si nous possédons des documents nombreux sur la corporation

des apothicaires rouennais, il n'en est malheureusement pas de même pour la Confrèrie.

Il ne reste rien, ou à peu près, de cette Association.

On sait qu'elle tint ses réunions en l'Eglise-Cathédrale, dans la chapelle dite de Notre-Dame du Jardin ou des Brienchons, située non loin du portail de la Calende, sous le vocable de Notre-Dame de Bonne-Nouvelle.

Cette chapelle fut fermée en 1637, par ordre des chanoines.

Je croirais assez que nos apothicaires, à cette époque, portèrent alors leurs pénates en l'église Saint-Cande-le-Vieux, cette ancienne chapelle du château des Ducs de Normandie.

En voici la raison :

Lors de la création de leur Jurande, environ vers 1610, les apothicaires installèrent leur fameux *Bureau* dans les superbes dépendances de la porte du Bac sur le port.

Cette porte se trouvait sur la paroisse Saint-Cande-le-Vieux.

Du reste, une pièce authentique existant dans nos archives, pourrait, je crois, corroborer l'opinion que j'ai émise.

C'est un reçu de 47 l. 11 s. d'honoraires, payé au clergé de cette paroisse, pour un service d'actions de grâces, chanté dans cette église, aux frais des apothicaires, à l'occasion de la naissance du Dauphin, en 1781.

Antérieurement, nos apothicaires, gens éminemment processifs, mais peut-être un peu moins que les médecins, avaient, à l'occasion de leur Confrèrie, fait un procès singulier aux épiciers.

Ceux-ci, pour vexer leurs irréconciliables rivaux, avaient décidé de ne plus leur faire porter le chanteau du pain-bénit.

Un manquement si grave aux usages et privilèges devait être réprimé.

Ils furent condamnés en la personne de leur syndic, un sieur Jean Chauffart, à 27 livres d'amende et aux frais.

Enfin, cette ancienne corporation, vieille de plusieurs siècles, fut emportée comme toutes les autres, par la tourmente révolutionnaire. Elle fit place à une Société dirigée d'abord par les mêmes hommes, mais sur d'autres bases, donnant un plus large essor à nos libertés professionnelles.

Le 18 août 1792, la corporation des apothicaires de Rouen avait vécu.

A. POUSSIER.

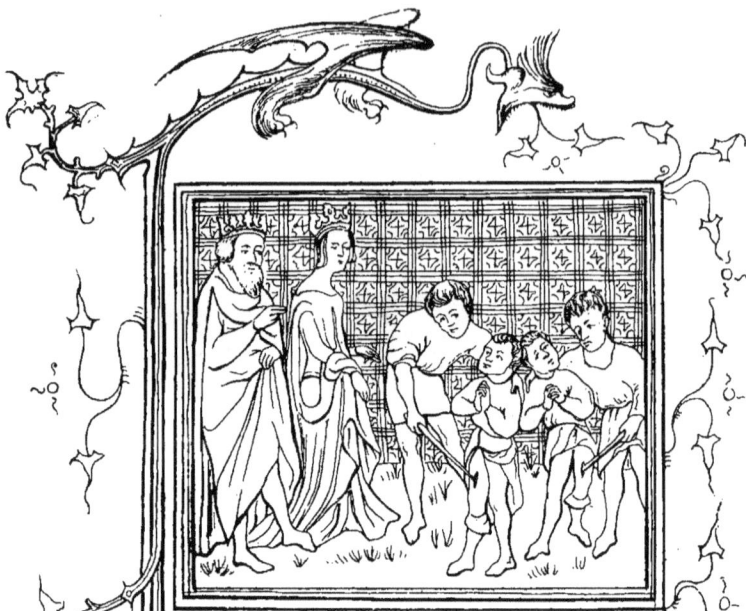

Cy commence un miracle de me dame
et de sainte kunhenel femme du roy clo
douens, qui pour la rebellion de ses
deux enfans leur fist entre les iambes
dont depuis se keneurtient a deuindre
Religieux

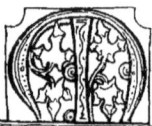

Donner chr
ais quil vous plaise treschr sire
une parole vous vueil dire
Bin pom tems est un comenable

Et si est chose resonnable
A mon auis
Closouens Roy
Et quoy sinres mon chr dame
Z ie que vous dnez orray
Ce est bien gi entendray

L'ÉNERVATION & LA LÉGENDE DES ÉNERVÉS[1]
DE JUMIÈGES

Parmi les faits historiques et anecdotiques de Normandie, il en est un auquel s'attache un double intérêt : d'une part, à cause de l'incertitude dans lesquels sont restés les points indispensables à l'établir indubitablement ; d'autre part, à cause du supplice très spécial dont il est question. Nous voulons parler de la légende des énervés de Jumièges.

Les visiteurs de la célèbre abbaye n'ont pas été sans remarquer les restes d'un tombeau sur lequel avaient été représentés deux jeunes princes. Ce sont, nous dit la légende, les fils de Clovis II, qui ont subi le supplice de l'énervation pour s'être révoltés contre leur père, et qui sont morts à Jumièges où ils s'étaient trouvé relégués.

Avant d'entrer dans l'histoire locale elle-même, voyons ce que c'était que l'énervation d'après les anciens auteurs.

* *

Voici ce que dit au mot énervation le dictionnaire de Trévoux :
« Sorte de supplice sous la première et la seconde race de nos rois,

---

1. Sur la miniature ci-jointe se trouvent le titre du miracle *de Nostre-Dame et de sainte Bautheuch*, attribué à un auteur du xive siècle et les premiers vers de cette curieuse pièce. H. Langlois l'a reproduite en entier, ainsi que la miniature, dans son livre sur les Enervés.

Cette miniature et les autres gravures sont tirées de la monographie de H. Langlois.

Cy comence un miracle de Nostre-Dame et de sainte Bautheuch, feme du roy Clodoveus qui pour la rébellion de ses deux enfans leur fist cuire les iambes, dont depuis se revertèrent et devindret religieux.

Premier chevalier.

Mais qu'il vous plaise, très chier sire,
Une parole vous veuil dire
Qui pour touz est bien convenable,
Et si est chose raisonnable
  A mon avis.

Clodoveus roy.

Et quoy ? faites m'en ci devis,
Et je que vous direz orray,
Se c'est bien g'i entenderay.

lequel consistait à appliquer le feu sur les jarrets et les genoux du coupable. Cela s'appelait *cauteriare*. »

Le dictionnaire national de Bescherelle : « Supplice qui consistait à appliquer le feu sur les jarrets et les genoux du patient ; il était en usage sous la première et la seconde race de nos rois de France[1].»

Mais il est indispensable d'aller aux sources mêmes des anciens chroniqueurs pour savoir quel sens exact ils entendaient par ce mot énervation, que la tradition et quelques historiens nous ont transmis.

Guillaume de Jumièges, sur lequel s'appuie le dictionnaire de Trévoux, appelle ce supplice *cauteriare*. Il dit que Louis d'Outremer menaça d'énerver Richard Ier, duc de Normandie : « Cauteriatis genibus omni illum honore privari minatus est[2]. » Dans le même chapitre, il emploie l'expression : « Adurere poplites. »

On lit les curieux détails de ce fait dans le *Roman de Rou*[3] du trouvère Wace :

> « Richart ert (était) bel é bon, é bien se conteniet ;
> Bel parleit à la gnet é bel se mainteneit ;
> D'oisiax duire é de chiens toz tems s'entremeteit.
> Un jor ala as chiens, si som aler soliet ;
> Li Reis esteit aillors, ne sai kel plais teneit ;
> Li Reis esteit aillors, mez quand il repaira,
> E la Raine li dist come Richart erra,
> Coment ala as chiens é son oisel porta :
> *N'unkes congié n'en print ne ne me demanda.*
> *Li Rois fu fel é fier, forment se corocha :*
> Se Richart s'en ist mez li ex li crevera,
> Et à son norrichon *li guares* colpera. »

Et, plus loin, Wace parlant de la révolte des vilains, où Raoul, comte d'Evreux, fait subir des supplices aux paysans insurgés[4] :

> « Raol fu mult de mal talent ;
> Nes' vout mener à jugement ;
> Tuz les fist tristes é dolenz :
> A plusurs fist traire les denz,
> E li altres fist espercer,
> Traire les oils, li puings colper.
> *A tex i fist li guares kuire ;*
> Ne li chant gaires ki s'en muire :
> Li altres fist tuit vifs bruilir
> Et li altres en plumb builis.

---

1. Dictionnaire national. Bescherelle, 1864, t. I, p. 1124.
2. Lib. 4., cap. 3.
3. V. 3020.
4. V. 6093.

Dans l'histoire de France de Philippe Mouskes[1] est racontée la scène entre Louis d'Outremer et Richard Ier :

> « Et li quens Ernous entretant
> Fist al Roi pais, à son commant,
> De la mort le duc qu'il ocist,
> Et de l'autre part tant refist
> Que par le consel de la Roïne
> Gerberge, qui l'ot en haïne,
> Maneça li Roi à l'enfant
> Les *giérais quire* maintenant
> Lors vint nouviele en Normendie
> Que li Rois i quérait boisdie
> Si li ferait les *gambes quire*. »

Voici encore le même fait rapporté par Benoit de Saint-More[2] :

> « Vils fous, fait-il (Osmunth), e senz valor
> Qui menastes vostre seignor,
> Fors la ville senz mon congié,
> Ceo ne vos sera mais ottreié.
> S'autre feiz l'assaiez à faire,
> Des dous oils vos ferai desfaire,
> E lui qui en tot ce le mesz
> Ferai *quire des dous jaresz.*
> De vie vos faz ci e manace,
> E si ne me chaut mais qui l'sace,
> Ne trespassez mais les wichesz.
> Kar quiz serreit des deus jaresz
> Vostre seignor, si je l'saveie
> E si j'aprendre le pocie.

Dans un manuscrit de la vie de sainte Bathilde on lit ce qui suit :

« Cumque coram patre adducerentur juvenes cernentibus cunctis clavis candentibus illis precepit decoqui nervos poplitorum[3] »

On lit encore dans Ronsard[4] :

> L'autre qui suit d'honneur environné
> Qui a le front de palme couronné,
> Qui ja les Turcs menace de la guerre,
> Sera Clovis lequel ira conquerre
> Hie-rusalem, et les sceptres voisins
> D'Egypte iointe aux peuples Sarrazins
> Puis retourné victorieux en France,
> De ses enfants punira l'arrogance,
> Qui par flateurs, par jeunes gens de ceus
> Vers celle ingrats qui les avait conceus,

1. B. nat. f. 95.
2. *Chronique des ducs de Normandie*, 1836.
3. Voir les manuscrits suivants à la Bibliothèque de Rouen, 1,132, y. 15, f. 3. — 1,384, u. 26, f. 224. — 1,402, u. 24, f. 37. — 1,414, a. 53, f. 17.
4. *Franciade*, 4e livre.

De tout honneur dégraderont leur mère,
Et donneront la bataille à leur père.
Leur mère adonc, ah ! mère sans merci,
Fera bouillir leurs iambes, et ainsi
Tous meshaignez les doit ietter en Seine :
Sans guide iront ou le fleuue les meine
A l'abandon des vagues et des vens.
Grave supplice ! Afin que les enfants
Par tel exemple apprennent à ne faire
Chose qui puisse à leurs parents desplaire.

Enfin, H. Langlois[1] rapporte que les anciens historiens anglais nous ont transmis des souvenirs d'un acte de barbarie analogue.

Edwy, parvint au trône anglo-saxon en 955, à l'âge de 17 ans ; il voulut épouser sa cousine Elgive, princesse de sang royal. Cette union, considérée comme incestueuse par l'Eglise, alluma un profond courroux chez les moines. Le roi s'attira la haine de ses adversaires par quelques démonstrations hostiles. Un moine, du nom de Dunstan, élevé plus tard à la prélature et dont on voit le nom dans le calendrier, qui à ce moment jouissait de grandes prérogatives, accompagné d'Odo, archevêque de Cantorbéry, força, le jour du couronnement, les appartements de la reine et lui arracha le roi. Ce dernier bannit Dunstan ; Odo prit son parti et envoya des soldats qui s'emparèrent de la reine, lui brûlèrent le visage et l'emprisonnèrent en Irlande. La jeune reine s'échappa de sa prison et voulut rejoindre son époux. Arrêtée par un parti d'Odo et des moines de Dunstan elle eut les *jarrets coupés*, ce dont elle mourut quelques jours après.

En résumé, d'après les anciens chroniqueurs[2] l'énervation consis-

1. *Essai sur les énervés de Jumièges.* Ed. Frère, édit. Rouen, 1838.
2. Dans le miracle de Nostre-Dame et de sainte Bautheuch se trouve ce curieux passage ayant trait à l'énervation :

Le roy (Clodoveus à l'exécuteur).
A ces .ij. si, pour leur meffait
Vueil que d'un fer chaut te déduises,
Si que touz les jarraiz leur cuises,
Afin que la force des corps
Perdent du tout, c'est mes accors.
Et se ne t'y veulz assentir,
Ci te feray sans alentir,
Coper le chief.

L'exécuteur.
Elas ! c'est pitié et meschief,
Seigneurs, qu'estes ainsi perduz.
Or n'aiez pas cuers esperduz,
Mais vous vueilliez hardiz offrir
A ce c'on vous fera souffrir
En pacience.

Le roy.
Sans faire plus longue loquence,
Délivre toy.

L'exécuteur.
Sire, je vois querre de quoi
Je croy que tost sui revenuz.
Il convient que soient tenuz :
Seigneurs, cestui-ci embracez
Vous .ij. fort, et ne le laissez.
Sa, ces jambes me fault estendre,
Et les jambes derrière fendre.
Tenez bien ce que vous tenez,
Car assez tost con forcenez
Le verrez estre.

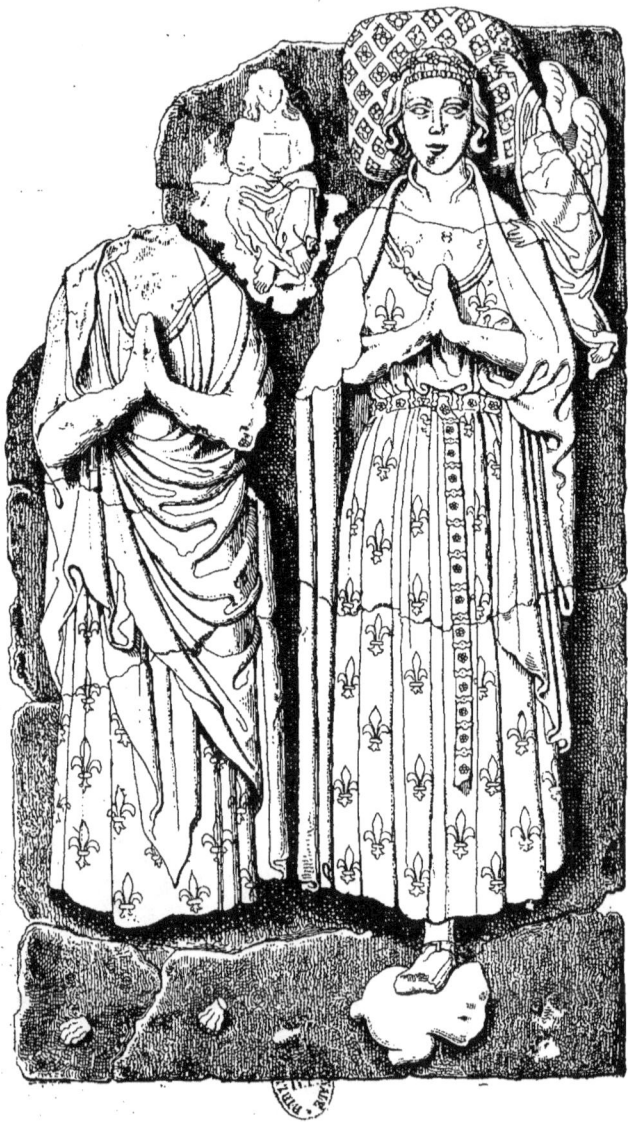

TOMBEAU DES ÉNERVÉS

tait à couper les jarrets, en se servant du feu ou d'un instrument tranchant, parfois de l'un et de l'autre.

Dans un manuscrit, se trouve l'expression « coupez au bras », ce qui tendrait à faire croire que ce supplice était également appliqué aux bras.

Le fait d'être énervé comme d'être tondu réduisait le supplicié à la condition la plus simple en le dégradant.

*
* *

L'origine de la légende des énervés de Jumièges tient dans un manuscrit de la vie[1] de sainte Bathilde[2], attribué à un auteur resté anonyme du x° siècle. Voici ce qui intéresse notre sujet et a donné lieu à l'anecdote dont nous nous occupons :

Clovis II partit pour un pèlerinage en lieu saint[3]. Les barons et princes assemblés le prièrent « qu'il couronnast son aisné filz à roy » sous le conseil de sa mère Bathilde. Pendant l'absence de Clovis, le jeune roi qui avait d'abord montré toutes les vertus finit par « *despriser en telle manière sa saincte mère la Royne Baultheur, que toutes les choses qu'elle disposoit estre faictes, il faisoit le contraire et tant admonesta son frère mineur qui encores ce tenoit au conseil de sa mère, qu'il le fist accorder à sa voullanté* ». Bathilde fut même exclue du conseil du royaume.

Sur ces entrefaites « ung françoys qui venoit tout droict de France » raconta à Clovis ce qui se passait ; ce dernier revint en ses états immédiatement. Après des essais infructueux de conciliation avec ses fils, Clovis se vit dans l'obligation d'en venir aux moyens extrêmes et de livrer bataille. Après un sanglant combat, les fils tombèrent aux pouvoir de leur père qui rassembla un Conseil pour les juger. Mais les membres du Conseil déclarèrent au roi que « *Saulve la grâce du roy et son commandement* » ils ne pouvaient « *asseoir jugement sur royalle lignée* ». La reine Bathilde prit

---

1. La vie et légende de nostre bonne et glorieuse mère madame saincte Baultheur, royne de France. B. nat. Fonds de Cangé.

2. Baltechildis, Bathildis, Bathilde, Balthilde, Baudour, Bautes, Bauptheur, Bautheuch.

3. Certains auteurs en ont conclu en Palestine quoique ce ne soit pas dans le manuscrit ; mais on y lit ceci qui ne laisse aucun doute : « *Fit son pèlerinage au saint sépulchre* » et « *visita le plus hastivement qu'il peust les saincts ly-eulx, et pèlerinaige que nostre seigneur avait sainctifié pour la présence de sa précieuse humanité.* »

alors la parole et dit qu'ils devaient porter la peine de leur péché, et « *ils perderont à tousiours l'hérilage telle qu'ilz deburoient avoir au royaulme, et pour ce qu'ilz portèrent armes contre leur père, je juge qu'ilz perderont la force et la vertu du corps* ».

Clovis II confirma le jugement de sa femme. Alors, « *la saincte Royne tantost fist admener devant elle ses deulx enfens, et leur fist cuyre les jarretz devant tous ceux qui estoient là.* »

Le roi qui voyait que ses enfants « *nulle foys ce leuoient, mais tousiours se seoient, en eust pitié au cueur* ».

Bathilde persuada à son époux que l'infortune des jeunes princes était un résultat des vues que le ciel avait sur eux et qu'il ne tarderait pas à manifester sa volonté à leur égard. En effet, peu de temps après, ils demandèrent à entrer en religion, afin qu'ils puissent obtenir par pénitence la rémission de leur péché. La reine conseilla de s'en remettre à la volonté de Dieu du choix de leur retraite. On fit construire une « *nef comme la Royne l'avait devisée, y faisant chambrettes et habitations telles qui leur appartenait pour eulx et pour leurs choses* ». Les jeunes gens s'embarquèrent alors en présence du peuple assemblé et descendirent « *Contreval Scaine non mye à force d'aviron, ne per le conduicts de nulluy qui les conduysast, fors de nostre seigneur tant seullement, qui leur fit la terre tant eslongner qu'ils vindrent en Normendie..... et illecques prindrent port..... en un lieu qui estoit environné de grandes montagnes plaines de fosses et de roches. Près de là où la nef estoit, et où elle avoit pris port, avoit un lieu que ceulx du pays appeloient Jumyè   , où un sainct homme demouroit et avoit nom Philebert et tenoit illecques l'ordre et la reigle luy et ung aultre moine.* »

Peu de temps après, avertis par le serviteur de leurs enfants, « *le Roy et la Royne vinrent au lyeu où estoient leurs enfens pour le visiter et pour ce qu'il estoit petit, le firent moult richement édiffié au non de sainct Pierre, en l'honneur duquel le lieu estoit premièrement fondé ; et quant y eurent mys grant multitude de moynes, enrichirent le lyeu y donnant de grandz terres et de grandz rentes, en l'honneur de Dieu, de leurs enfens..... Les deulx enfens demourèrent illecques, persévérant en leurs bons propoz et firent en la ditte habitation bienheureulx service jusques à la fin de leurs jours qu'ilz trespacèrent de ce siècle, et que Nostre-Seigneur reçut leurs âmes en paradis* ».

Que faut-il penser de cette légende et quelle foi y ajouter ?

Des chroniqueurs comme Guillaume de Jumièges[1] ne font pas mention de cette histoire des Enervés, ce qui est pour le moins étonnant, vu le rôle qu'on leur attribue dans le développement et la fondation de l'abbaye.

Belleforest[2] raconte l'aventure des Enervés : « et les fist énerver et bouillir les jambes, si qu'ils ne se purent plus aider », mais il n'y ajoute pas foi et il y voit une preuve négative dans ce fait que le moine Aymon n'en parle pas dans son histoire ; donc il ne connaissait pas le fait.

Le *Brief Recueil des Antiquités de Jumièges*[3] attribué à dom A. Langlois, donne une version (d'après un manuscrit) un peu différente de celle que nous avons citée sur quelques points, mais s'en rapprochant la plupart du temps. « *Alors la Royne Baltilde inspirée de l'esprit de Dieu..... les déclara inhabiles à succéder à la couronne. Et d'autant que la force et puissance corporelle, qui leur avait servi peur s'élever contre leur père, consiste aux nerfs, ordonna qui leurs* seraient *coupez aux bras*[4] et ainsi rendus impotents.....* » Plus loin, à propos de la fondation de l'abbaye : « *..... monastère qui, à leur occasion, est appelé en la Chronique de France l'Abbaye des Enervez ; autrement Jumièges* **gemmeticum** *à cause qu'on dit que ces deux enfants étaient* **gémeaux**, **vel a gemendo** *pour ce que c'était un lieu de pleurs et de pénitence,* **vel a gemma unde gemmeticum**, *comme étant la perle des autres monastères.* »

Pour lui, des historiens rapporteraient que Clovis II eut cinq fils ; on aurait caché le nom des deux premiers à cause de leur forfait. Mais Clovis ne sortit jamais de son royaume et mourut à 22 ans, ou, tout au plus, 26 ans. Comment ses fils auraient-ils été en âge de se rebellionner contre lui. Cela n'arrête pas A. Langlois, qui cite Salomon et Achaz qui auraient engendré à 11 ans, parait-il. En admettant la précocité de ces enfants, on pourrait ne plus s'étonner autant de leurs actes.

1. Liv. I, chap. VI.

2. *Chroniques et Annales de France*, par Nicolle GILLES, jusqu'à Charles VIII, revues par F. de BELLEFOREST, Rouen, 1621, t. I, p. 104.

3. *Brief Recueil des Antiquités et Fondation de l'Abbaye de Jumièges en Normandie.*

4. P. MÉZERAY écrit : « Elle les avait énervez en leur brûlant les jarrets avec de l'eau bouillante » ; abrégé chronologique de l'Histoire de France, t. I., p. 287.

De plus, il rapporte qu'aux abbayes de Chelles et de Corbies, fondées par Baltilde, on voit des tapisseries, peintures et écrits, faisant mention de l'histoire des Enervés.

Enfin, tous les ans, était célébré très anciennement un obit annuel où il est dit ceci : « Pro filius Clodoveï regis Francorum pater abbas celebrabit anniversarium[1]. »

Le savant Mabillon[2] considère comme fausse l'histoire des fils de Clovis II, mais il cherche à trouver les Enervés chez des personnages du VIIe siècle. Il rapporte que Tassilon, duc de Bavière, avait soulevé les Huns contre Charlemagne; il fut condamné comme coupable de lèse majesté. La peine ayant été commuée, il fut tondu avec son fils Théodore (d'autres disent Théodebert) et confiné dans un monastère que certains pensent être Jumièges.

Comme le fait remarquer H. Langlois dans une monographie très importante sur laquelle nous reviendrons, il n'est parlé dans cette histoire que de clémence et nullement de supplice.

Duplessis[3] ne croit pas non plus à la réalité de l'histoire des fils de Clovis; il ajoute ceci : « La tradition populaire porte que ce sont deux fils aînés de Clovis II, qui, pour s'être révoltés contre leur père, eurent les nerfs des pieds et des jarrets coupés ou brûlés, d'où ils ont tiré le nom d'*Enervés* qu'on leur a donné dans les siècles postérieurs. » Il décrit leur tombeau et termine ainsi : « On y a joint ces quatre vers qui paraissent à plusieurs savants n'être que l'abrégé du roman :

> Ilic in honore Dei requiescit stirps Clodovei,
> Patris bellica gens, bella salutis agens.
> Ad votum matris Bathildis poenitere
> Scelere pro proprio, proque labore patris.

Il y rapporte même ces trois vers d'après Yepez[4] :

> Conjugis est unus probrum ; nam in vincula trudit,
> Crudeles natos, pius impietate ; simulque
> Et durus pater, o Clodovee, pius que maritus.

---

1. Deshayes (*Histoire de l'Abbaye Royale de Jumièges, 1829*), dit que l'anniversaire des Enervés était célébré le 18 mai. Il ajoute que dans le cloître qui fut reconstruit en 1562, avant la destruction de Jumièges, on voyait plusieurs fresques d'une époque antérieure, représentant l'histoire de ces enfants. Chaque tableau portait une inscription qui en donnait l'explication. Sur la porte du cloître on lisait ces deux vers latins :

> Gemegia ex natis Clodovei dicta gemellis
> Aucta refulgebat non gentis fratribus olim.

2. *Annales bénédictines.*

3. *Descriptions géographique et historique de la Haute-Normandie*, t. II, p 261, 1740.

4. *Neustria pia*, p. 327.

Pour Duplessis, ce serait plutôt les enfants d'un autre Carloman, fils aîné de Charles Martel, et frère de Pépin le Bref. Mais il ne forme que des hypothèses si vagues que nous ne croyons pas devoir les rapporter.

André Duchesne en parlant des Enervés, semble croire que la tradition disait que les tombeaux renfermaient les trois fils de Clovis et de Bathilde[1].

On voit combien peu les auteurs s'accordent sur ces points obscurs.

Mais la monographie la plus sérieuse et faite avec le meilleur esprit critique, est due à Hyacinthe Langlois[2].

Il discute d'abord l'époque à laquelle a pu être écrit le fameux manuscrit en question, dont nous avons plus haut donné des extraits. D'après lui, comme il y est constamment établi une distinction entre la France et la Normandie, on doit en conclure qu'il n'y a pas lieu d'en rechercher l'auteur au-delà de la dernière moitié du xie siècle. Enfin, des erreurs sur les divisions territoriales et leurs dénominations le conduisent à penser que le manuscrit date de l'époque de Richard Cœur de Lion ou de Jean sans Terre.

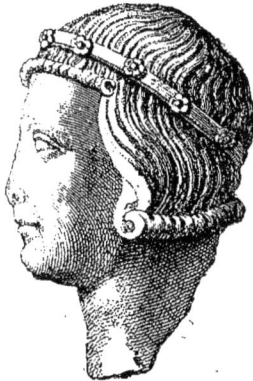

TÊTE D'UN DES ÉNERVÉS DE JUMIÈGES
(Mlle M.-L.-E. Langlois, del. — H. Langlois, aq. f. inv.)

Pour lui, la « fable » des fils de Clovis II est l'ouvrage d'un légendaire, et bien postérieure, en résumé, aux évènements avec lesquels Mabillon et Duplessis cherchent à la concilier.

En outre, quelles qu'eussent été les statues du tombeau, il est

1. *Historiæ franconim scriptores.*
2. *Essai sur les Enervés de Jumièges*, 1839.

hors de doute qu'elles eussent volé en éclats sous la hache des hordes du féroce Hastings, celles-ci violant toutes les sépultures dans l'espoir d'y trouver de l'or et des joyaux. Puis les figures des Enervés[1] ont un relief très prononcé, des draperies d'un travail carré, ferme, simple et large; au contraire des statues du VIIIe et IXe siècle, qui étaient longues et plates, avec des vêtements maigres, menuisés, rapprochés, s'arrondissant mollement et au hasard en portions de cercle. H. Langlois en conclut qu'elles ont été faites à l'époque de saint Louis.

C'est dans ces conjonctures que les religieux voulant honorer le souvenir de leurs bienfaiteurs leur auraient fait élever des statues. La fable aurait donc donné sujet au monument et non le monument à la fable.

Depuis le remarquable travail de H. Langlois, deux auteurs ont essayé de faire revivre la véracité de l'histoire des Enervés; ce sont MM. Savalle et l'abbé Loth.

M. Savalle[2] fait la critique de la monographie de H. Langlois et rappelle que, depuis lui, déjà la voix d'un poète, Ulrich Guttinguer, s'était élevée en faveur des Enervés. Il reprend les arguments qu'on avait émis contre la légende. On a dit que les enfants étaient trop jeunes, leur père étant mort quelques années après leur naissance, mais la chronique[3] attribue surtout l'initiative aux seigneurs et non aux princes, qui avaient 6 ans ou 11 ans au plus, et ceux-ci ont pu s'associer aux rebelles. S'il leur a été « coupez aux bras », c'est que d'être tondus eut été une peine trop légère.

1. Voici la description qui se trouve en note de l'ouvrage de H. Langlois, p. 74 : « Les deux Enervés sont représentés couchés, côte à côte, les mains jointes, la tête appuyée sur un carreau ou coussin soutenu par des anges, et les pieds posés sur des lions. Ils sont revêtus d'une tunique semée de fleurs de lys, qui est serrée autour du corps par une ceinture ornée de pierreries, dont le bas prend au-dessous des genoux. A ce vêtement, est superposé le manteau ouvert par devant, qui est légèrement retenu sur la poitrine par une chaîne. Une des figures est malheureusement très mutilée; le bloc de pierre qui les réunissait et qui, dans l'origine, était d'un seul morceau, est brisé en plusieurs endroits. Des traces de couleurs d'azur et d'or sont encore visibles sur la tunique.
» Le costume de ces figures, les accessoires, le style du dessin et de la sculpture, tout dénote un monument de l'époque de saint Louis. »   A. D.

2. La chronique des Enervés, princes mérovingiens, fils de Clovis II et de sainte Bathilde et moines de l'abbaye de Jumiéges, dissertation historique par Emile SAVALLE, 1868.

3. Il s'appuie sur le manuscrit rapporté par A. LANGLOIS, dans Brief recueil sur les Antiquités de Jumiéges.

Il est vrai qu'il est absurde d'attribuer un pèlerinage en Terre Sainte à un roi mérovingien ; on doit prendre la version la plus courte et (selon Savalle) la plus typique ; il s'y est glissé des erreurs comme dans toutes, et il est fort possible que dans le texte primitif il y ait eu « ad loca sancta », ce qui veut dire aussi à des lieux saints, Clovis ayant dû faire un pèlerinage pour expier la profanation des reliques de saint Denis qu'il avait d'ailleurs payé de sa folie.

Pour ce qui est du silence de Guillaume de Jumièges, cela n'a rien d'étonnant, car cet auteur s'est surtout proposé d'écrire l'histoire des ducs de Normandie et des Normands, et non d'un monastère.

Il fait encore remarquer que Thierri, l'aîné des trois fils de Clovis II, naquit deux ans après le mariage de Clovis, et que de 649 à 651, deux fils jumeaux ont pu naître.

M. l'abbé Loth [1] est de l'avis de Mabillon et croit qu'il s'agit de Tassilon et de son fils ; c'est, dit-il, le sentiment de dom Bouquet, et il ajoute :

« Que leur manque-t-il, en effet, pour être tout ce que l'on veut que les Enervés aient été ? Ils sont fils de Clovis, puisqu'ils en sont descendus à cause de Chiltrude, mère de Tassilon, fille de Charles Martel et sœur de Pépin le Bref, qui, selon Ademar de Chabanois, moine de Saint-Cibar-d'Angoulème, tirait son origine des rois de France. On sait, d'ailleurs, que sous les rois Pépin et Charlemagne on n'eut jamais osé dire, ni écrire publiquement, qu'ils ne descendaient pas du grand Clovis. Ainsi l'on a pu mettre autour du tombeau de Tassilon et de son fils, *hic in honore Dei requiescit stirps Clodovii*, comme on dit de Jésus-Christ qu'il est fils de David, parce qu'il tient sa naissance temporelle d'une vierge qui était de la famille du saint roy. » Pour M. l'abbé Loth, Tassilon et Théodore ont été dégradés en étant tondus, ce qui les faisait comme énervés en les réduisant à la condition de sujet.

Quoiqu'il en soit, il règnera probablement toujours la plus grande obscurité sur ce point historique et légendaire. Il restera lié à la fondation de l'abbaye de Jumièges et à son histoire, et mérite, à ce titre, l'intérêt qu'y ont attaché les nombreux chercheurs de tout ce qui concerne la Normandie.

P. PETIT.

[1]. *Histoire de l'abbaye royale de Saint-Pierre-de-Jumièges par un religieux bénédictin de la congrégation de Sainte-Marie*, publiée par l'abbé J. Loth, 1884, p. 93.

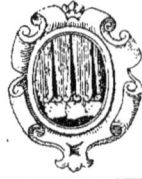

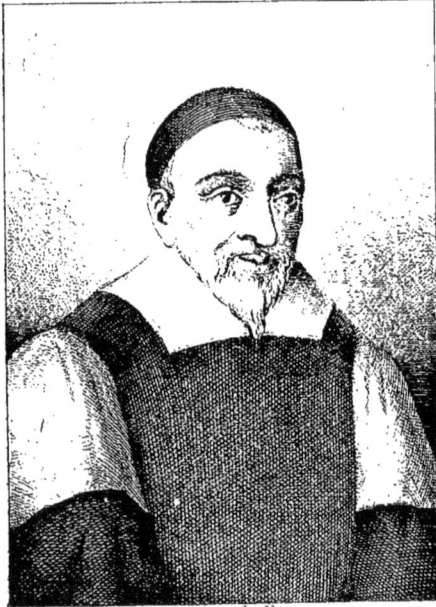

Aug. de Blangy del   J. Godefroy sc.

Jacques de CAHAIGNES

Professeur du Roy en Médecine à l'Université de Caen

(1548-1618)

Jacques de Cahaignes est né à Caen, en 1548, dans une demeure remarquable par son architecture, que son père avait édifiée et dont la porte subsiste encore rue de Geôle.

Il était fils d'un médecin venu du village de Mathieu, où est né le père de Marot, exercer avec quelque éclat à Caen.

C'est sous la direction de ce père, fort instruit aux belles-lettres, que Jacques commença ses études à l'Université de Caen ; il fut envoyé à Paris, au collège d'Harcourt, suivre le cours de philosophie de Jean le Fèvre ; puis il commença ses études médicales à la Faculté de Paris. Bientôt survinrent les troubles religieux qui chassèrent l'étudiant normand de la capitale et le ramenèrent à Caen, où il étudia, nous dit-il, dans des livres qu'il appelle ses professeurs muets, avec tant d'ardeur qu'il donnait à peine à son corps le repos nécessaire. C'est alors que le célèbre Julien le Paulmier, contraint à s'éloigner de Paris pour cause de religion, vint à Caen où il possédait une habitation et où les esprits étaient demeurés calmes. Ce fut un grand avantage pour Cahaignes ; Paulmier s'intéressa à lui et le prit pour visiter et consulter les malades qui venaient en foule et de loin, réclamer les soins du célèbre médecin.

L'élève examinait le malade, se prononçait sur le cas, indiquait un traitement ; le maître approuvait ou rectifiait ce qui était défectueux ou insuffisant.

Après cette excellente préparation, Jacques de Cahaignes fut reçu docteur en médecine le 30 mai 1575 ; puis il fut nommé professeur à la Faculté de médecine de Caen, qui venait d'être réorganisée, en 1583. Son discours inaugural fut l'éloge de l'Université.

Passant immédiatement des paroles aux actes, il s'appliqua, avec un soin jaloux, à rendre célèbre la ville de Caen par l'éclat de son Université. Nous avons des preuves qu'en certaines occasions son zèle se traduisait sous forme de dons en argent.

Une année, il contribua, avec un autre professeur, à réédifier un bâtiment tombé en ruines.

Il remit en honneur une ancienne coutume tombée en désuétude. C'était une herborisation annuelle à laquelle devaient prendre part non seulement les élèves, mais les professeurs, les chirurgiens, les apothicaires et certains fonctionnaires de la ville. Partie dès l'aurore, la troupe savante était reçue, au milieu du jour, dans quelque couvent ou chez quelque châtelain, qui s'honorait d'offrir un joyeux repas aux disciples de Flore ; le soir, en rentrant dans la ville, une sorte de banquet réunissait encore maîtres et élèves. Nous avons trouvé que Cahaignes, soit directement, soit par l'intermédiaire de ses parents, supporta plusieurs fois tous les frais de ces agapes universitaires.

Ces herborisations ont conduit ses biographes à commettre une étrange confusion ; sous le titre de *Visitatio herbarum*, ils lui attribuent une œuvre qu'ils n'a jamais écrite, mais qu'il allait lire dans le grand livre de la Nature.

C'est surtout la valeur scientifique de son professorat qui rendit célèbre l'Ecole de médecine de Caen. Il y vint des élèves des points les plus reculés, d'Angleterre, de Hollande, d'Allemagne, de Danemark, de Suède, etc.

Un élève ayant recueilli des notes assez complètes du cours de notre médecin les porta à Montpellier, où il se rendit pour continuer ses études ; les professeurs de cette célèbre Université ayant eu connaissance de ce cours manuscrit, s'en emparèrent, l'utilisèrent, et tous les étudiants en prirent une copie.

L'œuvre médicale de Cahaignes peut être divisée en trois périodes correspondant à trois genres :

De 1575 à 1590, il traduit en français, en les augmentant d'ailleurs. trois livres de son maître Julien le Paulmier : sur la peste, sur le cidre et sur la syphilis. Sa traduction du cidre lui valut une querelle scientifique avec Riolan, lequel dut faire amende honorable.

De 1596 à 1616, il prononce, chaque année, une sorte de conférence à laquelle il donne le nom de *prælectio*, dont deux seulement sont imprimées, et dont l'intérêt résidait toujours dans l'actualité ; il est à déplorer que le plus grand nombre en soit perdu. Celles que nous connaissons sont : *De la dysenterie épidémique* et *Des eaux ferrugineuses d'Hébecrevon*. Dans la première, l'auteur attribue la cholérine épidémique à l'infection du sol par les déjections et détritus des armées nombreuses qui avaient séjourné sur le sol de la Normandie. C'est une réponse à une question posée par les Pouvoirs publics; l'auteur leur déclare qu'il faut faire cesser la guerre, cause de la misère, et faire renaître la prospérité. — Dans la seconde, il nous apprend qu'il avait été invité à donner son avis sur ce mode de thérapeutique, et il s'y déclare favorable. Des attaques nombreuses, auxquelles il répondit directement ou par ses amis, se produisirent à ce sujet.

Puis, à la fin de sa vie, il publie deux traités dogmatiques sur les *Fièvres* et les *Maladies de la tête* qui commencent la publication de son cours, publication demeurée incomplète. Nous signalerons seulement, dans le traité des fièvres, le conseil d'un emploi judicieux de l'eau froide pour soustraire du calorique aux malades, idée qui n'était pas alors classique comme elle l'est pour nous.

Dans le domaine de la littérature, avec des vers couronnés aux Palinods, nous devons citer les éloges funèbres de Nicolas Michel et de Jean Rouxel; ce dernier éloge, par l'élévation des idées et la perfection de la forme, séduisit Vauquelin de la Fresnaye, qui le traduisit. Citons l'épitaphe qu'il composa pour le tombeau de Julien le Paulmier; en voici le début : « Viator, siste gradum et hæc pauca pellege! Jacet hic Palmarius. Is ne rogas, quo tota Gallia personat? Tenes! » puis, après le récit de la vie et l'éloge de Paulmier, elle se termine ainsi : « Viator, sparge medicas herbas, sparge odoratos flores, rosas, violas et, immortali viro, imortales amaranthos! »

Cette courte citation suffira à prouver au lecteur que Cahaignes, comme les érudits du XVIᵉ siècle, écrivait un latin pur et orné. Son français, comme c'était l'ordinaire alors, est moins limpide. Cependant, une traduction libre qu'il fit de l'*Aulularia* de Plaute, sous le titre de l'Avaricieux, ne manque pas de qualités sérieuses.

Le livre le plus connu de notre auteur, est l'Eloge des Citoyens de Caen, ouvrage précieux pour nous, parce qu'il nous fait connaître un passé presque complètement effacé par l'éloignement ; toutefois, ce travail ne méritait pas en son temps l'engouement avec lequel l'auteur s'en passionna. Il a son origine dans le désir d'immortalité que Cahaignes avait pour lui; il voulait en assurer le bénéfice à ses amis et concitoyens dans l'espoir d'engager quelque autre à l'en faire profiter, à son tour, le jour venu. Il avait pour devise : *non est mortale quod opto*. Il créa une bourse pour un étudiant pauvre et lui imposa de faire, chaque année, un discours où il louerait l'Université et le fondateur de la bourse. Cette clause ne devait avoir son effet qu'après son décès; mais comme il advint qu'il ne mourait pas, malgré deux testaments faits par lui, il décida que le legs aurait son exécution d'ores et déjà. Il ne trouva pas un élève pour faire un tel discours, et pendant six ans il les fit lui-même, se contentant d'en imposer la lecture à un élève; puis, par une sorte de vanité puérile, il en revendiqua la paternité et les publia sous le titre de *Sex orationes*.

C'est une petitesse d'esprit qu'il ne dissimula jamais et qui lui fit produire un grand effort de travail dont la ville de Caen profita.

Malgré ce grand désir de gloire, il ne chercha jamais une popularité facile. Quand il fut échevin, ses intérêts se trouvèrent quelquefois en contradiction avec son devoir; il préféra ce dernier. Dans la lutte où la Ville et l'Université combattirent contre les jésuites, il prit le rôle ingrat de prêcher la conciliation, dans son *de unitate*, au risque de voir tous les partis se tourner contre lui.

Cahaignes fut, en résumé, un savant dans toute l'acception du mot; en dehors de ses études, il fit preuve d'une candeur d'enfant, disant franchement toutes ses secrètes pensées; mais grâce à ses écrits sincères, il s'est révélé à la postérité, dont le jugement lui tenait tant à cœur, comme un médecin très instruit, très laborieux, très utile à l'humanité, et comme un homme d'une droiture et d'une bonté au-dessus de tout éloge. On ne s'étonne pas qu'il ait été nommé, par ses pairs, trois fois recteur de l'Université et dix-sept fois doyen de la Faculté de médecine.

BIBLIOGRAPHIE

OUVRAGES DE JACQUES DE CAHAIGNES

1° MANUSCRITS

I. — *Matrologe de la Faculté de Médecine de Caen.* Cahaignes fut 17 fois doyen; il inscrivait avec soin tous les actes touchant à la Faculté. Ce manuscrit est presque entièrement écrit de sa main pendant cette période.

Bibl. de Caen.

II. — *Manuscrit de Cahaignes.* Véritable livre de raison où l'auteur écrivait tous ses actes et recopiait un certain nombre de ses travaux. — 269 pages.

Bibl. de Caen, fonds Mancel.

2° OUVRAGES IMPRIMÉS

1580. — Brief discours de la préservation et curation de la peste, par Julien le Paulmier, docteur en médecine. — Caen, P. Le Chandelier, 1580. Petit in-8°, 29 pages.

Bibl. Nationale, Te 30-70.

1583. — Jac. Cahagnesii Cadomensis regii medicinæ professoris de Academiarum institutione et liberalium artium utilitate Oratio habita Cadomi initio suæ professionis die 18 octobris 1583. Cadomi apud Jacobum le Bas, 1583. In-4°, 31 pages.

> Bibl. Nationale, Te 6-731.
> Bibl. de Caen.

> Ed. Frère cite une édition de 1584 ; nous ne l'avons pas trouvée.

1586. — Jac. Cahagnesii, medicinæ professoris regii de morte Joannis Ruxelii oratio funebris habita Cadomi die VII octobris 1586. Cadomi apud Jacobum le Bas 1586, in-4°.

> Bibl. de Caen.
> Bibl. de Rouen, U 1592.

1588. — Discours de l'entrée de Monseigneur le duc d'Espernon en la ville de Caen, le samedi 14 mai 1588, par Jacques de Cahaignes, professeur du Roy en médecine à l'Université de Caen. — A Caen, chez Jacques le Bas, 1588, petit in-8° de 27 p.

> Bibl. de Caen (exemplaire probablement unique).

1589. — Traité du vin et du sidre, par Julien de Paulmier, docteur en la Faculté de médecine à Paris. — A Caen, chez Pierre le Chandelier, 1589, pet. in-8°.

> 2ᵐᵉ édition en 1607 ; la feuille de titre seule est différente ; le texte contient les mêmes fautes typographiques.

> 1ʳᵉ édition : Bibl. de Caen. — Bibl. Nationale, S. 14775.
> 2ᵉ édition : Bibl. de Rouen, I. 2477.

1589 ? — Bref discours de la curation de la vérole.

> Titre donné par Cahaignes d'un ouvrage de lui, dont on ne connaît aucun exemplaire.

1592. — Jacobi Cahagnesii Cadomensis medicinæ professoris regii. De popularis dysenteriæ natura, causis et curatione prælectio. Cadomi ex typographia Jacobi Bassi, typographi regii, pet. in-8° de 31 pages.

> Bibl. de Rouen, I. 2604.

1597. — Jacobi Cahagnesii Cadomensis, medicinæ professoris regii de morte Nicolaï Michælis Oratio funebris, habita Cadomi die 7 octobris anni 1597. Cadomi apud viduam Jacobi Bassi, typographi regii, 1597, in-4° de 23 pages.

> Bibl. de Caen.

1609. — Jacobi Cahagnesii, medicinæ professoris regii Oratio de Unitate habita ad cives Cadomenses, in scholis publicis Academiæ, 5 non. maii anno 1609. Cadomi ex typographia Jacobi Bassi, typographi regii, 1609.

> Bibl. de Caen.
> Bibl. Nationale, Te 6. — 732.

1609. — Elogiorum civium Cadomensium centuria prima, authore Jacobo Cahagnesio Cadomensi medicinæ professore regio. Cadomi. Ex typographia Jacobi Bassi typographi regii 1609, pet. in-4° de XII et 152 pages.

> Bibl. de Caen, Rouen, Paris, etc.

1612. — Jacobi Cahagnesii, professoris regii de aqua fontis Hebecrevonii Prælectio habita in scholis Academiæ Cadomensis die Jovis 11 octob., anni 1612. Ex typographia Jacobi Bassi, typographi regii, pet. in-12 de 22 pages.

> Bibl. Nationale, Te 163-893.

1614. — Censori prælectionis meæ de aqua medicata fontis Hebecrevonii, nomen Francisci Chicotii ementito Jacobus Cahagnesius 1614.

> Bibl. Nationale, Te 163-894.

A consulter : DES DEMAYNES : Repartie en faveur du livre de M. de Cahaignes (etc.) Bibl. Nationale, Te 163-895.

> *La Fontaine de Jouvence*, par Nicolas HUBIN, sieur de Bobie, Paris, 1617. Bibl. Nationale, Te 163-896.

1616. — Brevis facilisque methodus curandorum febrium, authore Jacobo Cahagnesio Cadomensi, medicinæ regio professore. Cadomi apud Petrum Poisson, in frigido vico 1616 ; in-8° de 153 pages.

> Bibl. Nationale, Te 46-8.

1617. — Sex orationes Jacobi Cahagnesii, ex pio ejusdem in Academiam Cadomensem legato fundatæ. Cadomi apud Petrum Poisson, 1617.

> Bibl. Mazarine, A. 15344, 8° p.
> Bibl. de Caen.

1618. — Brevis facilisque methodus curandorum capitis affectuum, authore Jacobo Cahagnesio Cadomensi medicinæ regio professore. Cadomi apud Petrum Poisson, in frigido vico 1618, in-8° de 338 pages.

> Bibl. Nationale, Te 63-2.

1610. — Publii Syri | mimi in disticha | conversi | Cadomi | Ex typographia Jacobi Bassi | typographi regii, 1610.

> Petit in-4° de 42 pages, plus 2 pages de titre et 2 pages de dédicace à Alexandre Faucon de Ris. Cette dédicace est signée I. C.
> La date, l'imprimeur, les initiales I. C., les relations de Cahaignes avec Faucon de Ris justifient l'attribution de cette plaquette à J. de Cahaignes. Bibl. de Rouen, O. 2070 a.

3° OUVRAGES DE J. DE CAHAIGNES

IMPRIMÉS AU XIXᵉ SIÈCLE

Harangue prononcée par Cahaignes, au nom de l'Université de Caen, à M. de Rosny, à la suite de : Discours de l'entrée faite par très haut et très puissant prince Henri IIII, roi de France et de Navarre, au mois de septembre 1603.

> Editée par Trébutien, en 1842. Caen — Mancel.

Eloge des citoyens de la ville de Caen, 1ʳᵉ centurie, par Jacques de CAHAIGNES (etc.). Traduction d'un curieux (M. le vicomte de Blangy) ; Caen, Leblanc-Hardel, rue Froide, 1880.

Traité du Vin et du Sidre, traduit en français par Jacques de CAHAIGNES, réimprimé avec introduction par Emile Travers. Collection des Bibliophiles normands, 1896.

L'Avaricieux, comédie traduite librement de l'Aulularia de Plaute par Jacques de CAHAIGNES, publié avec introduction par Armand Gasté. Collection de la Société rouennaise de Bibliophiles, 1899.

Entrée du duc de Joyeuse à Caen, le 5 avril 1583, publiée avec introduction par T. GENTY. — Collection de la Société des Bibliophiles normands, 1900.

> G. PANEL.

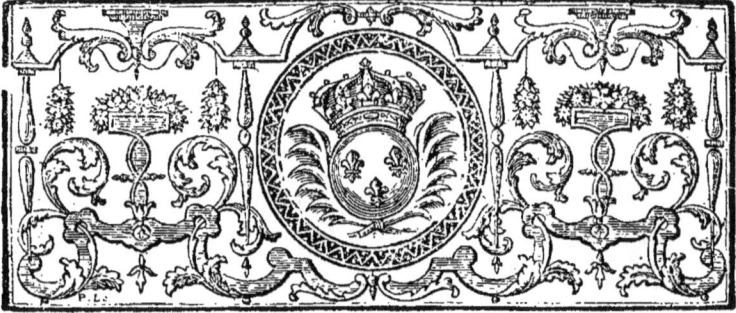

ARREST
DE LA COUR
DE PARLEMENT,

Confirmatif d'une Sentence de la Police de Roüen.

PORTANTE Défenſes au nommé HERMEROT, *ſoi diſant Médecin aux Urines*. de faire la Profeſſion de Médecin, & de Vendre à l'avenir, & Débiter aucuns Remédes, à peine de Punition Corporelle ; & qui, ſur les plus amples Concluſions de Monſieur le Procureur du Roy. a ordonné la Confiſcation des Drogueries. & Remédes ſur lui ſaiſis, pour être icelles brûlées en préſence de l'Huiſſier de Service, &c.

Du neuf Novembre mil ſept cens quarante - trois.

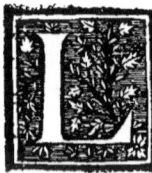

L'AN DE GRACE MIL SEPT CENS. QUARANTE-TROIS, le Samedy neuviéme jour de Novembre : En Jugement. devant Nous JACQUES BILLARD DE NAINVILLE, Ecuyer, Conſeiller du Roy, Lieutenant Général

A

X

UN PROCÈS INTENTÉ A UN " MÉDECIN AUX URINES "
AU MILIEU DU XVIIIᵉ SIÈCLE

En examinant les pièces relatives à un procès intenté par les apothicaires et les médecins à un urologue du nom de Lermerot, on peut
se rendre compte que l'exercice de l'urologie, dans un pays processif
comme le nôtre, n'était point sans quelques inconvénients, et que
es « testons » qui affluaient dans la bourse de ceux qui la prati-
quaient, avaient parfois de fâcheux revers.

Ce Lermerot, si l'on en croit Mᵉ Bréhain, avocat de la Communauté des Maîtres apothicaires, ciriers, etc., avait étudié les premiers
éléments de la pharmacie magique avec un berger des environs de
Louviers, appelé Chefdeville. L'association fondée par les deux
compères, pour exploiter la crédulité publique, fut dissoute lors d'un
procès instruit par le prévôt de la Maréchaussée, sur les plaintes du
public, mais les deux accusés furent quittes à bon compte de cet
avertissement. Au cours de ce premier procès, on retrouve une
pièce montrant que ces guérisseurs empruntaient à la sorcellerie
quelques-unes de leurs pratiques ; c'est un papier portant ces mots :
À *toi Bélial, Prince des Diables*, que les accusés prétendirent être
un secret pour découvrir des trésors.

Ne pouvant plus exercer son industrie à Louviers, et pensant que
a population rouennaise serait d'une exploitation facile et rémuné-
ratrice, Lermerot vient s'installer, 16, rue Notre-Dame, paroisse Saint-
Maclou, actuellement rue des Arpents, et fait placer à sa porte une
inscription : « Médecin à l'urine icy à côté ». La pratique commençait
à donner, lorsque la Communauté des marchands apothicaires, épiciers, droguistes de la Ville de Rouen, s'émut et recourut à l'autorité
du lieutenant-général de police du bailliage de Roüen pour être auto-
risée à faire faire des perquisitions chez le sieur Lermerot, ainsi que
chez d'autres charlatans : Cerné, Leporc, frère Sébastien, carme de la
Ville, Janson, soi-disant chirurgien, et faire saisir les remèdes y trouvés.

Qu'advint-il des poursuites exercées contre ces derniers ? Nous
n'en savons rien, n'ayant pu retrouver aucune pièce faisant allusion
à eux, sauf la requête adressée au « Lieutenant général de Pollice »
pour lui dénoncer ces guérisseurs non patentés, et une sentence du
lieutenant de police portant défense à Janson d'exercer la chirurgie

dans l'étendue du bailliage. Quant à Lermerot, les poursuites dirigées contre lui aboutirent à un procès dont les pièces existent encore.

Le 8 février 1743, les sieurs gardes de la Communauté des apothicaires : Hedaffe, Delaissement, Ledanois, accompagnés du sergent royal du bailliage Beauvais, se présentent au domicile du médecin à l'urine et le prennent en train d'écrire l'ordonnance que nous reproduisons ci-joint :

Le Malade se sent dej ours bien de jour en mal le foye...
Du foye ne se fait point — une toux une foiblesse de poitrine...
Lascitudes dans les membres — une verrée d'eau dans...
La poitrine. La maladie est une bile Émouvée...
De coliques. Enrisque de vomissements defenses d'avoir...
Le corps recorray...
Il faut purger dimanche ou lundy — par un sirop...
purgatif Si l'on souhaittes j'en fourniray Renuos...
le billet... Defenses de boire de cauderie Surtout, —
...Dame a Roüen...
La maladie est déjà venue d'une sourmenure...

Dans le cabinet, on trouve un certain nombre de pièces qui ne laissent aucun doute sur les occupations du dit Lermerot ; l'énumération de ces pièces ne comprend pas moins de trois pages : (opiat pour provoquer les menstrues, opiat de Salomon, onguent gris, digestifs, suc de Gombar de Ptisannes (*sic*), vinaigre des quatre voleurs de Marseille, etc.). C'est plus qu'il n'en faut pour permettre aux apothicaires d'intenter un procès à l'urologue.

Les médecins, bien que n'ayant pas contribué à la levée du gibier, n'en veulent pas moins prendre part à la curée, et, le 22 février, le Collège se réunit dans la maison de Boisduval pour délibérer s'il interviendra au procès que les gardes apothicaires ont intenté au nommé Lermerot, se disant médecin à l'urine. Les médecins, à l'unanimité, déclarent qu'il faut intervenir pour obtenir qu'il soit fait défense à Lermerot de donner, dorénavant, aucuns avis et faire aucunes fonctions qui concernent la médecine.

Le 9 novembre, Lermerot se voit condamné par Jacques Billard de Nainville, lieutenant de police au Bailliage ville et vicomté de Roüen, à 1,000 livres d'amende, applicables aux apothicaires, 500 livres applicables aux médecins. De plus, « l'aproché » était condamné aux dépens, et défense lui était faite de vendre et distribuer des remèdes, de faire profession de médecin. Les drogues et remèdes saisis chez lui seront brûlés après confiscation.

Le condamné fit appel, et après avoir promis qu'il n'entendait donner aucunes ordonnances, vendre ni acheter pour revendre aucuns remèdes, demanda à être déchargé des 1,500 livres d'amende. Celle-ci fut réduite à 300 livres, dont 200 pour les apothicaires et 100 pour les médecins, malgré la plaidoirie de Me Brehain, avocat de la Communauté des Maîtres apothicaires, épiciers, etc., montrant que Lermerot est un imposteur qui s'est introduit dans la Ville de Rouen, et qui, abusant de la crédulité du petit peuple et des ignorants, s'est érigé en médecin pour la devination des urines. Me Brehain concluait à la nécessité de purger le public de tous les imposteurs et de tous les empoisonneurs qui, sous le titre de médecin et d'empirique, viennent surprendre et tromper la foi des simples, dont ils captivent la crédulité.

Il est bien évident que Lermerot était un de ces charlatans comme il en existe encore actuellement qui exploitent la crédulité du bon public ; ses études médicales devaient avoir été bien courtes, sinon nulles ; cependant, l'examen de ses ordonnances nous montre qu'il ne devait pas être inférieur à quelques-uns de ses ennemis du Collège des médecins. Il ne manque pas d'un certain sens clinique et d'une prudence que beaucoup de ses collègues patentés auraient peut-être bien fait d'imiter, si on en juge d'après la consultation suivante où il est facile de reconnaître la description d'une pneumonie :

La Malade a été prise tout duncoup dunfroid et du
Chaud un acablement de Tettes Chaleur dentreille des
guy cause desuapeurs foiblesse dopoitrinnes Lascitus
Lesfibres et les altires gomflez point dapétit pr
grand Repos Lanuit. Tout Cegue Lonprend Setour
Encoruptions. Envisque de Coliques Envisque denomins
Envisque Dundépots dumieux sur quelque partie
Corps. Lonasegné et genetrouue pas defoulagement
defences. dauoir Le corps serray Jlfeaut uitte
Excer Delapromptitudes prasque Cela fait fort b
la Maladie Sst Sérieuse — Jlfeaut une prise de
poudre Dor préparée 2jours Apres une Elexus
De proprietaj Sy Lonsouzaitte gen
fourniray Renuoyant Le Billet
G. Lermerot Rue de Nôtre Dommes et Kerieh
Jlfeaut Du Bouillon au Boeufet au Veau
Lae Maladie Sst Sérieuse pendant 5 Jours —

Début brusque, frisson, céphalalgie, dyspnée, amplitude du pouls, fièvre, agitation, il ne manque guère que les signes stéthoscopiques.

Le pronostic est porté d'une façon exacte.

La maladie est sérieuse pendant 5 jours.

Traitement : bouillon de bœuf et de veau, tenir le corps libre, tisane.

Prendre de la poudre d'or.

Qu'aurait fait de plus utile un membre du Collège des médecins?...

Lermerot donnait au moins à ses malades l'illusion de leur rendre, sous forme de médicament, un peu de l'or dont il soulageait leur bourse.

Que devint Lermerot? Alla-t-il transporter son industrie dans une autre ville, ou bien, ce qui est plus probable, se tenant pour suffisamment averti sur les dangers de la médecine non patentée, chercha-t-il une autre voie? nous l'ignorons; toujours est-il qu'il fut à Rouen[1] le dernier médecin aux urines.

P. DEROCQUE.

1. Depuis cette époque, d'autres urologues ont fait leur apparition dans la région, mais en cherchant à se mettre en règle avec les lois. Nous citerons, entre autres, le nommé Anquetil, de la paroisse de Cliponville-en-Caux, *se disant avoir la connaissance des urines*, qui avait présenté une requête au Procureur général, requête souscrite de différents particuliers, tendante à obtenir de M. le Procureur général une défense aux apothicaires d'Yvetot et à tous autres de le troubler dans la distribution des médicaments composés qu'il est dans l'usage de faire.

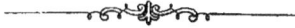

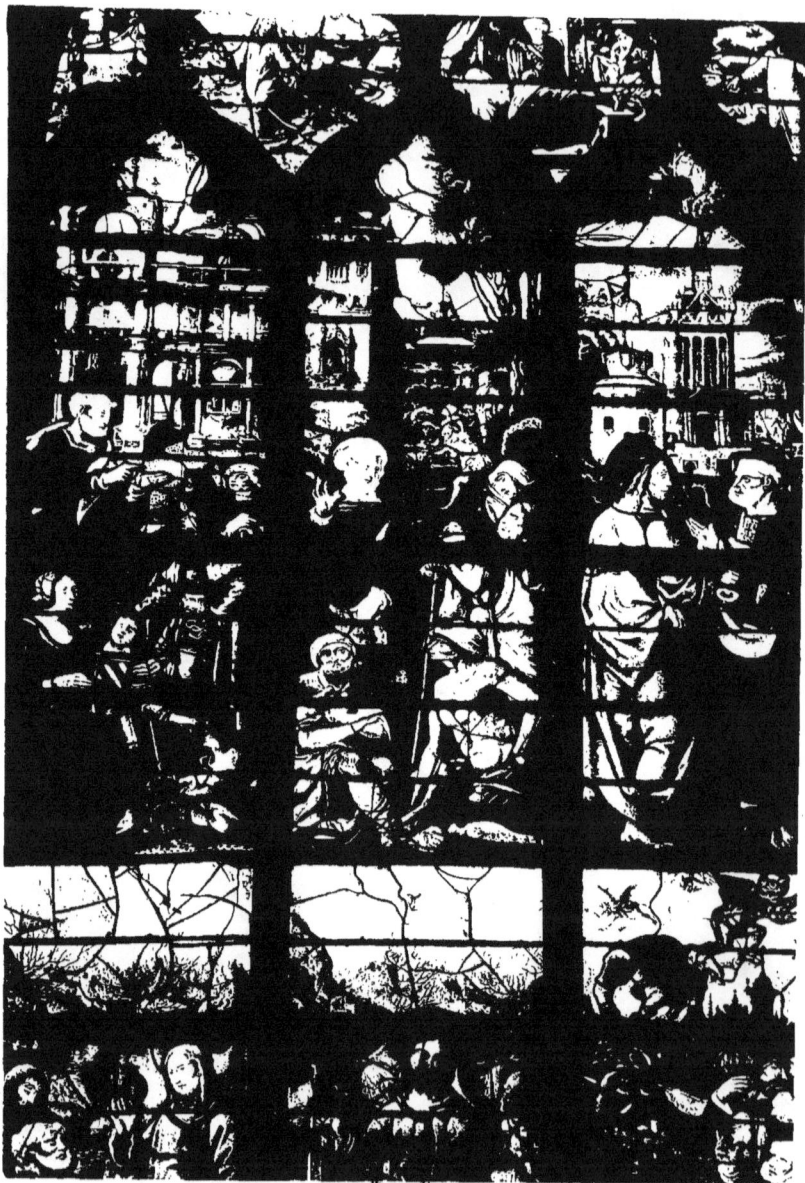

LE VITRAIL DE SAINT-PIERRE

A L'ÉGLISE DE SAINT-VINCENT DE ROUEN

XI

LE VITRAIL DE SAINT-PIERRE
A L'ÉGLISE DE SAINT-VINCENT DE ROUEN

Parmi les remarquables verrières de l'église Saint-Vincent de Rouen[1], se trouve un vitrail qui intéresse l'iconographie médicale. Ce vitrail fait partie de la deuxième verrière du deuxième collatéral gauche du chœur, verrière consacrée à la vie de saint Pierre ; elle comprend un tympan et deux étages à quatre compartiments. Le vitrail qui nous intéresse fait partie de l'étage supérieur et occupe la deuxième place en allant de gauche à droite.

M. P. Baudry, dans les pages[2] qu'il consacre à l'église Saint-Vincent, s'exprime ainsi à propos de ce vitrail[3] :

« De toutes les villes voisines de Jérusalem, on lui (saint Pierre) apportait des malades auxquels l'ombre seule de son corps suffisait à rendre la santé. Il guérit, à la porte du Temple, un boiteux de

---

1. M. le Curé de Saint-Vincent nous a donné toute facilité pour faire photographier ce vitrail. Nous lui adressons nos bien vifs remerciements. *La Rédaction.*

2. L'église paroissiale de Saint-Vincent de Rouen, par Paul BAUDRY. Rouen, C. Métérie, 1875, pages 95-97.

3. Les différents vitraux sont ainsi répartis dans la verrière :

AU TYMPAN, on voit : saint Pierre marchant sur les eaux ; saint Pierre ressuscitant la veuve de Joppé ; emprisonnement de saint Pierre par Hérode ; sa délivrance par l'ange ; son martyre.

Tous les médaillons du tympan sont neufs, en harmonie avec les anciens.

L'ÉTAGE SUPÉRIEUR montre de gauche à droite :

I. — *Saint Pierre parlant à des personnes richement vêtues.*

(Ce motif fait sans doute allusion à ce qui est rapporté de lui, que, après la descente du Saint-Esprit, il prêcha les Juifs et en convertit immédiatement 3,000.)

II. — *Le vitrail qui nous intéresse.*

III. — *Saint Pierre recevant les clefs.*

IV. — *La scène de Quo Vadis.*

L'ÉTAGE INFÉRIEUR montre de gauche à droite :

I et II. — *La pêche miraculeuse et la vocation de saint Pierre et de son frère André.*

III et IV. — *La lutte entre saint Pierre et Simon le Magicien.*

Ces derniers vitraux sont très remarquables. En effet, dit M. P. Baudry : « Les édifices d'un bleu transparent qui meublent les paysages de la verrière ont un aspect tout local qu'il est impossible de méconnaître. et nos églises de Saint-Ouen et de Saint-Maclou sont, sans aucun doute, celles qu'on aperçoit au fond du tableau où Simon détruit ses livres de magie. »

Des quatre écussons placés primitivement au bas de la fenêtre, trois subsistent encore : ils portent les armes des Boyvin, seigneurs de Bonnetot, et du Vauroy, qui furent les donateurs de la verrière.

naissance ; en Lydie, il agit de même à l'égard du paralytique Enée, perclus depuis huit ans. »

Cet épisode est relaté dans plusieurs textes sacrés, principalement les *Actes des Apôtres* et la *Légende dorée*. Dans celle-ci, Jacques de Voragine s'exprime ainsi :

« ..... Comme saint Pierre s'approchait d'Antioche, tous les habitants vinrent au-devant de lui, revêtus de cilices, les pieds nus et la tête couverte de cendres, en signe de leur repentir, car ils avaient cru aux miracles de Simon le Magicien. Et *Pierre heureux de leur repentir fit placer devant lui tous les malades et les possédés*, et dès qu'il eut invoqué sur eux le nom de Dieu, une immense lumière apparut et tous furent guéris[1]. »

Et dans un autre chapitre :

« L'apôtre Pierre surpassait en faveurs tous les autres apôtres. C'est lui qui, sur les flots, marcha vers Jésus... C'est lui qui reçut du Seigneur les clefs du royaume des Cieux..., qui guérit le paralytique Enée..., qui ressuscita Tabite, qui par l'ombre seule de son corps rendit la santé aux malades[2]... »

Quatre malades demandent au Saint la guérison de leurs maux. Derrière eux, une femme, la tête inclinée, les mains jointes, rappelant les Saintes Femmes par l'attitude et l'expression du visage, lève les yeux suppliants vers celui qui doit guérir ; elle est venue joindre ses prières à celles des malheureux qui sont à ses côtés.

Le malade placé devant le Saint, dans la position accroupie, porte des bandages autour des deux jambes et de la tête ; aucune déformation n'est visible. Les bandages recouvrent probablement des ulcérations. L'artiste a laissé deviner les lésions ; peut-être a-t-il reculé devant l'exhibition d'une plaie repoussante, peut-être aussi a-t-il été arrêté par une difficulté d'exécution. L'âge du sujet, la présence de bandes sur les deux jambes, l'absence d'atrophie et de déformations, font penser qu'il s'agit de plaies banales, ulcères variqueux ou lésions d'ecthyma.

La position du pied droit est difficile à comprendre. En étudiant la verrière directement, il semble que le pied repose sur son bord externe, la face supérieure regardant légèrement en dehors. Le

1. *La Légende dorée* de Jacques de Voragine, traduction Th. de Wyzewa.
   La Chaire de saint Pierre à Antioche, 22 février, page 159.
2. *Légende dorée*, saint Pierre, apôtre, 21 juin, page 312.

vitrail ne paraît pas avoir conservé à cet endroit sa teinte normale ; peut-être y a-t-il là une retouche malheureuse, ou tout au moins une altération du coloris, rendant l'interprétation difficile.

Le second personnage occupe la partie inférieure droite de la composition. Il est appuyé sur un tertre de verdure ; le poing gauche est posé sur la hanche ; la jambe gauche est repliée, comme si le sujet était assis sur ses talons. Il regarde le Saint et lui présente de la main droite sa jambe droite qui est d'une maigreur squelettique. La différence des teintes sur la verrière permet de constater l'arrêt de développement et l'atrophie de tout le membre. Le pied étendu sur la jambe est en *varus equin* très prononcé. Sommes-nous en présence d'une paralysie infantile ayant frappé dans sa totalité le membre inférieur droit ? C'est possible. L'hypothèse d'une lésion traumatique datant de l'enfance, ou d'une ostéomyélite avec lésions très étendues, est encore admissible. L'intégrité du membre supérieur, le développement symétrique du tronc, font éliminer le diagnostic d'hémiplégie spasmodique infantile. En résumé, il s'agit d'une affection de l'enfance ou d'une lésion intra-utérine d'origine médullaire. Quelques taches sur la face externe de la jambe gauche semblent figurer des plaies superficielles.

Au second plan, deux autres personnages retiennent l'attention. L'un d'eux, placé en arrière, montre seulement la tête. L'expression angoissée du visage fait supposer que lui aussi est venu pour chercher un remède à un mal incurable. L'autre malade, placé devant lui, s'appuie sur un bâton. Le corps est fortement penché en avant. Sans aucun doute, celui-là a grand'peine à se tenir debout ; il doit marcher lentement et bien péniblement. L'avant-bras gauche, fléchi sur le bras, repose au niveau du poignet sur le bâton qui lui permet de garder l'équilibre. La main est fléchie sur le poignet, et les doigts sont fléchis dans la main. La main droite vient elle-même reposer sur l'avant-bras gauche, et donne ainsi à l'ensemble du personnage une position d'équilibre traitée avec une justesse et une précision remarquables. Deux hypothèses sont, à première vue, défendables. Le patient semble atteint soit d'une paralysie des extenseurs (paralysie radiale), soit d'une contracture des fléchisseurs. Il ne s'agit pas vraisemblablement d'un lépreux, car la lèpre porte son action principalement sur le nerf cubital. L'atrophie des petits muscles de la main, qui en est la conséquence, donne une griffe spéciale rappelant l'attitude de la *main de prédicateur*. Nombreux sont les documents figurés du Moyen-Age dans lesquels cette difformité est fidèlement reproduite; ici, rien de semblable. Ayant à choisir entre le diagnostic de paralysie radiale et celui de contracture des fléchisseurs, nos préférences iraient vers cette dernière affection. L'attitude générale du sujet, la flexion de l'avant-bras, la flexion exagérée des doigts, nous semblent, en effet, favorables à l'idée d'une contracture secondaire post-hémiplégique.

Telles sont quelques-unes des hypothèses que l'on peut émettre à propos des patients figurés dans la verrière de Saint-Vincent. Mais, nous tenons à le dire, il s'agit là de simples hypothèses; toute affirmation catégorique serait hasardée.

Avant de laisser ce sujet, nous voudrions faire remarquer l'étonnante variété d'expressions que l'artiste a su donner à ses personnages.

Le Saint, très compatissant, planant au-dessus des misères humaines, esquisse de la main droite un geste consolateur. Le visage porte l'empreinte d'une parfaite sérénité.

Le malade, assis devant lui, les genoux pliés, les bras croisés, dans l'attitude du repos, semble très calme. Il attend, il n'implore pas. C'est sans doute un résigné; la tête légèrement inclinée sur l'épaule, la placidité du visage modifiée seulement par l'abaissement du coin des lèvres, tout, dans cet ensemble, donne l'impression d'une profonde tristesse. Croit-il à la guérison prochaine, celui-là ? C'est possible ; mais on peut en douter. L'artiste n'a-t-il pas voulu, par un contraste, rendre la scène plus saisissante en opposant l'image du Doute à la Foi ardente, personnifiée si vigoureusement par le groupe des autres malades?

Combien différente est leur attitude ! Prenons, par exemple, le personnage du premier plan. Voyez ce visage d'une maigreur extrême, maigreur qui fait un étrange contraste avec le développement de la musculature générale. En effet, les pectoraux, les muscles de l'abdomen, les biceps, dessinent sous la peau de puissantes saillies. Abstraction faite de l'atrophie du membre inférieur gauche, ce serait un corps d'athlète. Pourquoi donc ce visage émacié ? C'est que l'artiste a voulu symboliser ainsi la douleur d'un infortuné réduit à l'impuissance par une épouvantable infirmité. Ce n'est plus la Résignation, l'Indifférence que nous lisons sur ce visage, c'est la Foi profonde, c'est l'âpre volonté de guérir. Et nous songeons aux pèlerins se portant en foule vers les sanctuaires lointains, implorant, suppliant d'abord, et bientôt réclamant impérieusement la guérison comme prix de leurs efforts et de leur Foi :

> « *Seigneur, guérissez nos malades.*
> » . . . .
> » *Seigneur, fils de David, guérissez nos malades.*
> » . . . . »

A. HALIPRÉ.

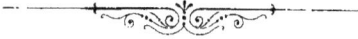

XII

UN DOCUMENT POUR SERVIR A L'HISTOIRE DE LA MÉDECINE

Obligation pour les Médecins d'avertir les malades de se confesser.

DÉCLARATION DU ROI

QUI oblige les Médecins, Chirurgiens & Apotiquaires, fous les peines portées par la prefente Déclaration, d'avertir les Malades de fe confeffer : Avec défenfes aufdits Médecins, Chirurgiens & Apotiquaires, d'aller vifiter lefdits Malades le troifiéme jour, qu'il ne leur foit aparu un Certificat du Confeffeur [1].

Donnée à Verfailles le huitiéme jour de Mars 1712.

LOUIS PAR LA GRACE DE DIEU, Roi de France et de Navarre : A tous ceux qui ces prefentes Lettres verront, Salut. L'atention que Nous avons toûjours euë à feconder le zéle des Evêques de nôtre Roïaume, dans tout ce qu'ils ont crû devoir faire pour le bien de la Religion, & le falut des Peuples de leurs Diocéfes, Nous a portez à leur accorder toûjours nôtre protection, lors qu'ils l'ont reclamée, & que Nous l'avons jugé néceffaire pour l'exécution de leurs pieufes intentions : Et comme rien ne Nous a paru plus utile à nos Sujets, ni mériter davantage d'être apuïé de nôtre autorité, que l'Ordonnance que nôtre très-cher & bien-amé Coufin le Cardinal de Noailles, Archevêque de Paris, a jugé à propos de faire le 9. Mars 1707. pour engager les Médecins, conformément aux Decrets des Saints Conciles, & entr'autres d'un Concile tenu à Paris eu 1429. & de plufieurs Conciles Provinciaux de nôtre Roïaume, à avertir les Malades de fon Diocéfe dès le commencement de leurs maladies, de penfer à leurs confciences, & de ne pas diférer à leur en parler, quand la violence du mal ne leur permet plus d'y mettre ordre, avec la liberté & l'atention néceffaire ; Nous avons apris avec peine, qu'une Ordonnance auffi falutaire, n'a pas eu jufqu'à préfent l'exécution qu'elle méritoit : & étant à craindre que celle que nôtredit Coufin le Cardinal de Noailles a faite le feizième du mois dernier, pour renouveller la première, n'ait pas plus de fuccès, & que les Ordonnances femblables que d'autres Evêques de nôtre Roïaume ont faites, ou pourront faire fur la même matiére, ne demeurent auffi fans éfet, fi Nous n'en affurons l'exécution, par la crainte des peines temporelles ; Nous avons réfolu d'y pourvoir par nôtre autorité, en la maniére qui Nous a paru la plus convenable. A CES CAUSES, & autres à ce Nous mouvant, de nôtre certaine fcience, pleine puiffance & autorité Roïale, Nous avons par ces Prefentes fignées de nôtre main, dit, déclaré & ordonné, difons, déclarons & ordonnons, Voulons & Nous plaît, que tous les Méde-

---

1. A ROUEN, de l'Imprimerie de MAURRY, Imprimeur ordinaire du Roi, au coin de la Fontaine St-Lo, à l'Imprimerie du Louvre. M. DCC. XII. *AVEC PRIVILÈGE DE SA MAJESTÉ.*

cins de nôtre Roïaume, foient tenus le fecond jour qu'ils vifiteront les Malades ataquez de fièvre, ou autre maladie, qui par fa nature peut avoir trait à la mort, de les avertir de fe confeffer, ou de leur en faire donner avis par leurs Familles ; & en cas que les Malades ou leurs Familles ne paroiffent pas difpofez à fuivre cet avis, les Médecins feront tenus d'en avertir le Curé ou le Vicaire de la Paroiffe dans laquelle les Malades demeurent, & d'en retirer un Certificat figné defdits Curez ou Vicaires, portant qu'ils ont été avertis par le Médecin d'aller voir lefdits Malades. Défendons aux Médecins de les vifiter le troifième jour, s'il ne leur paroît par un Certificat figné du Confeffeur defdits Malades, qu'ils ont été confeffez, ou du moins qu'il a été apellé pour les voir, & qu'il les a vûs en éfet, pour les préparer à recevoir les Sacremens. Pouront les Médecins qui auront averti les Curez ou Vicaires des Paroiffes où les Malades font leur demeure, & qui en auront retiré un Certificat figné defdits Curez ou Vicaires, continuer de voir lefdits Malades, fans encourir les peines cideffous marquées ; & chargeons en ce cas, l'honneur & la confcience des Curez ou Vicaires, de procurer aux Malades les fecours fpirituels dont ils auront befoin. Voulons que les Médecins qui auront contrevenu à nôtre prefente Déclaration, foient condamnez pour la premiere fois à trois cents livres d'Amende, qu'ils foient interdits pour la feconde fois, de toute fonction & exercice pendant trois mois ; & pour la troifiéme, déclarez déchûs de leurs Degrez, & qu'ils foient raïez du Tableau des Docteurs ou Licentiez de la Faculté où ils auront pris leurs Degrez, & privez pour toûjours de pouvoir exercer la Médecine en aucun lieu de nôtre Roïaume. Ordonnons qu'il en fera ufé de la même maniére, & fous les mêmes peines, par les Chirurgiens & Apotiquaires, qui feront apellez pour voir les Malades dans les lieux où il n'y a pas de Médecins. N'entendons au furplus difpenfer les Médecins, ni les Chirurgiens & Apotiquaires dans lefdits lieux, d'avertir les Malades, même avant le fecond jour de leurs maladies, de fe confeffer, lorfque la qualité du mal l'exigera. Voulons que ceux qui y auront manqué, foient fujets aux peines portées par nôtre prefente Déclaration. SI DONNONS EN MANDEMENT à nos amez & feaux les Gens tenans nôtre Cour de Parlement à Roüen, que ces Prefentes ils faffent publier & enregiftrer, & le contenu en icelles garder & obferver : CAR TEL EST· NOSTRE PLAISIR. En témoin de quoi Nous y avons fait mettre nôtre Scel. DONNÉ à Verfailles le huitiéme jour de Mars, l'an de grace mil fept cens douze : Et de nôtre Régne le foixante-neuviéme. Signé, LOUIS. Et plus bas, Par le Roi, Phelypeaux. Et fcellée du grand Sceau de cire jaune.

Regiftrée és Regiftres de la Cour; Oüi, & ce requérant le Procureur Général du Roi, pour être exécutée felon fa forme & teneur, fuivant l'Arreft intervenu fur la vérification de ladite Déclaration. A Roüen en Parlement, l'Audience de ladite Cour féante, le douziéme jour d'Avril mil fept cens douze. Signé, AUZANET.

Extrait du régistre du grand Con...

Henry par la grace de Dieu Roy d...

Souflot

ARRÊT IN...

Nommant ROCH LE BAILLIF DE LA RIVIÈRE premier S...

XIII

ARRÊT INÉDIT DE HENRI IV

NOMMANT ROCH LE BAILLIF DE LA RIVIÈRE
PREMIER SURINTENDANT GÉNÉRAL DES EAUX MINÉRALES
ET MÉDICINALES DU ROYAUME

La législation relative aux eaux minérales date du xviie siècle. Après la paix de Vervins et l'édit de pacification (dit de Nantes), Henri IV, par une série d'édits, voulut donner des encouragements à l'industrie, à l'agriculture et au commerce. Dans les déclarations qui parurent à cette époque, la médecine ne fut pas oubliée ; le Roi signe à Paris, le 18 décembre 1599, les « lettres de commission pour la réforme des hôpitaux, maladreries et léproseries du royaume ». Quelques années après, il veut développer l'usage des eaux minérales par un édit[1] du 9 mai 1605.

Isambert, dans son recueil général des anciennes lois françaises[2], cite, au mois de mai 1605, un « édit sur les eaux minérales et médicinales », mais il n'en donne pas la teneur, n'ayant pu, écrit-il, retrouver cet acte aux archives. Nous reproduisons ici la copie de cet acte, copie que nous avons trouvée annexée à des « lettres patentes d'union de la surintendance générale des Eauës minéralles et médicinalles du royaume à la charge de Premier médecin du Roy[3] ». La copie était attachée à ces lettres sous « le contre-scel de la chancellerie ». Son authenticité n'est pas douteuse. Ce document inconnu[4] est la première ordonnance royale relative aux eaux minérales. Au point de vue historique, cette pièce est importante ; elle concerne un grand médecin normand de cette époque : La Rivière.

Roch le Baillif, plus connu sous le nom de La Rivière, était né à

---

1. Beaucoup d'auteurs donnent la date de 1603.

2. Recueil général des anciennes lois françaises, depuis l'an 420 jusqu'à la révolution de 1789, par Isambert, Taillandier et Decrusy, tome xv, page 291.

3. Nous possédons également un arrêt du Conseil d'Etat, du 9 juin 1670, relatif au transport des eaux minérales ; nous le publierons plus tard, ainsi que les lettres patentes du 19 août 1709. Ces deux documents, ainsi que l'édit de Henri IV que nous reproduisons, étaient considérés comme perdus.

4. Fliche, Sabadel et Nadault de Buffon, n ont pas retrouvé cette pièce aux archives.

Falaise vers 1540[1] ; fils d'un protest... réfugié à Genève, il fit ses études dans cette ville et vint exercer la médecine à Paris. Zélé partisan de la doctrine de Paracelse, il arriva rapidement à la célébrité, mais ses succès attirèrent l'attention des docteurs régents. Il exerçait à Paris sans avoir subi l'examen exigé par la Faculté de médecine ! Henri de Monantheuil, doyen des médecins[2], le livra à la justice du Parlement qui lui enjoignit de sortir de Paris, sous peine de punition corporelle. Cet exil fit sa fortune. La Rivière se retire à Rennes, devient le médecin du Parlement de Bretagne, gagne les faveurs des ducs de Nemours et de Bouillon, ainsi que celles du vicomte de Rohan, proche parent de Henri IV. Grâce à ses protecteurs, il put rentrer à Paris, et obtint, en 1594, la place de premier médecin du Roi.

Pendant son séjour en Bretagne, La Rivière avait composé, en 1577, un « Petit traité de l'antiquité et singularités de Bretaigne, armorique en laquelle se trouve bains curans la lèpre, ulcères et autres maladies ». Il est bien probable que La Rivière attira l'attention de Henri IV sur l'état déplorable dans lequel se trouvaient les sources thermales et lui indiqua le parti qu'on pouvait en tirer pour traiter les maladies. On a « tellement laissé dépérir les dits bains » et fontaines et sy négligemment recherché le vray cour et assiette » et la qualité diceux que l'on n'en a jusques à present a beaucoup » près receu le soulagement que l'on en pouvait tirer sans grand » travail ». Il était impossible de laisser l'exploitation des eaux minérales absolument libre ; il fallait « y apporter un bon règlement » comme à chose très utile et grandement nécessaire au bien de » nosd sujets et pour empêcher que parmy le nombre des dites fon- » taines, il ne s'en trouve de vénéneuses qui pouroient causer la » perte d'une bonne partie d'iceux. Nous avons juger qu'il estoit » nécessaire d'establir un surintendant général des dits bains pour » icelle charge mettre entre les mains de quelq'personage qui s'en » puisse dignement acquiter ». La Rivière fut nommé surintendant général des eaux minérales. Par le même édit « donné à Fontaine- » bleau, au mois de May, l'an de grace mil six cens cinq », Henri IV attache le titre de surintendant général des eaux minérales à la

---

1. Au sujet de La Rivière, consulter : Pasquier, *Biographie normande* (ouvrage manuscrit de la Bibliothèque de Rouen) ; Le Breton, *Biographie normande* ; Frère, *Manuel de Bibliographie normande* ; Oursel, *Biographie normande* ; Michaux, *Biographie universelle*, et Hoefer, *Nouvelle Biographie générale*.

2. Il fut doyen de 1578 à 1580.

charge, déjà lourde, de premier médecin. « Et icelle charge ainsi
» crée l'avons jointe et unie à celle de notre premier Médecin, pour
» en joüir par le dit Sr de la Rivière et ses successeurs nos premiers
» Médecins conjointement et inséparablement aux honneurs et droits
» qui peuvent appartenir à toute surintendance avec pouvoir de
» nous nommer un intendant et M[er] ou plusieurs de capacité et
» suffisance requise par les provinces de cestuy notre Royaume païs
» et terres de notre obeïssance esquelles il se trouvera des dits bains
» et fontaines. » « Cette place de surintendant, d'après Corlieu[1],
» n'était pas sans profit ni sans danger, à cause des tentatives de
» séduction auxquelles le premier médecin du Roi était exposé. »
Elle rapportait, sous le règne de Louis XIV, vingt-deux à vingt-trois
mille livres ; cette somme constituait plus de la moitié des appoin-
tements du premier médecin.

La Rivière ne jouit pas longtemps de la surintendance que le Roi
venait de lui conférer ; il meurt le 5 novembre 1605, laissant à son
successeur[2] le soin de « la recherche de plusieurs autres bains et
» fontaines incognues » et des « réparations et entretenement néces-
» saire à la conservation dicelles et à la commodité et soulagement
» de ceux qui y cherche guarison ».

Au xviie siècle, les anciennes villes thermales des Romains se
relèvent de leurs ruines. Faut-il attribuer ce relèvement à l'édit de
Henri IV ? Nous ne le pensons pas, à en juger par ce qui s'est passé
en Normandie, où cet édit ne paraît pas avoir eu d'influence sur les
eaux minérales.

Deux ouvrages parurent au commencement du xviie siècle sur les
eaux minérales de Forges et de Rouen. L'un, imprimé en 1603, est
antérieur à l'édit ; c'est : « L'Hydrothérapeutique des fontaines
» médicinales, nouvellement découvertes aux environs de Rouen, et
» profitables à un chacun, par Noble Homme, Jacques Duval, doc-
» teur et professeur en médecine, natif d'Evreux. »

L'autre est postérieur à l'édit ; il date de 1607 ; c'est le : « Recueil
» de la vertu de la fontaine médicinale de Saint-Eloy, dicte de Jou-
» vence, trouvé au pays de Bray, au village de Forges, par M[r] de

---

1. A. CORLIEU : *L'Ancienne Faculté de médecine de Paris.*

2. Henri IV eut plusieurs médecins normands : Marc le Barbey, né à Bayeux ;
Michel Marescot, né à Lisieux en 1539, mort à Paris en 1605 ; Guillaume Lusson, né
à Lisieux vers 1520, mort à Paris en 1610 ; Jean Héroard, né en 1551 à Hauteville-la-
Guichard, et Jean Renou, né à Coutances en 1558, mort à Paris vers 1620. Il eut aussi
un chirurgien né à Alençon, François Martel, qui mourut à Paris en 1612.

» Verrennes, Chevalier des deux Ordres de Sa Majesté, l'an 1573 ;
» mis en lumière par Maistre Pierre de Grousset, appotiquaire de
» Monseigneur le Prince, selon les effets qu'il en a recogneu, depuis
» dix ans en ça, pour y avoir pensé et médicamenté de plusieurs
» sortes de maladies depuis le dit temps. Avec l'adresse du chemin
» de Paris audit Forges [1]. » Ce recueil n'est que la réponse de l'apothicaire de Forges à l'ouvrage de Du Val, qui considérait les eaux
minérales de Rouen comme équivalentes à celles de Forges.

Quant aux travaux « aux réparations et entretenements », on
n'en fit pas à Rouen, et à Forges ils ne furent commencés qu'en
1632. Il fallut le « discours du Roy, touchant la nature, vertus,
» effets et usages de l'eau minérale de Forges », par Jacques Cou-
sinot, docteur régent de la Faculté de médecine de Paris, conseiller
et médecin ordinaire du roi Louis XIII, et son professeur en médecine, pour décider le Roi à envoyer « des fontainiers pour en nettoyer
» les sources ; ce fut dans ce temps-là qu'elles furent distinguées et
» que leurs eaux sortirent de la terre en des endroits différents,
» comme elles font encore présentement. Enfin, ce fut alors qu'elles
» prirent toutes trois les noms qu'elles ont à présent et qu'elles
» conserveront apparemment toujours [2] ». Ce n'est qu'en 1632 qu'on
connut « le vray cours et assiette » des eaux de Forges ; avant, « les
» eaux minérales, bien qu'elles soient toutes trois différentes, se
» confondoient à leur sortie de terre, c'est-à-dire qu'elles venoient
» mesler leurs eaux dans un seul trou qui en faisoit tout le bassin [3]».
La Rivière, qui pratiquait l'astrologie, avait tiré, à la prière de
Henri IV, l'horoscope du Dauphin, qui fut, plus tard, Louis XIII ;
il avait prédit la vie politique du futur roi et sa prédiction se réalisa
dans la suite ; mais il n'avait pas parlé du rôle de Louis XIII dans
le développement des eaux de Forges. Ce fut ce Roi qui les mit à la
mode, et de son règne date le succès considérable dont jouirent les
eaux minérales au XVIIe siècle, celles de Forges, en particulier,
succès peut-être dû davantage aux plaisirs, aux jeux et aux distrac-
tions qu'aux guérisons obtenues. Telle est l'opinion d'un médecin
de cette époque, le mordant Gui Patin, qui écrit en 1665 à son

1. Cet ouvrage vient d'être réédité par la Société rouennaise de Bibliophiles, d'après
l'exemplaire de la collection de M. Ed. Pelay, avec introduction et notes par le
Dr G. Panel.

2. B. LINAUD : *Nouveau traité des eaux minérales de Forges*, 1697.

3. *Ibidem.*

confrère Falconnet : « Les eaux minérales font plus de cocus qu'elles ne guérissent de malades[1]. »

Nous ne pensons pas que le premier médecin du Roi ait nommé les intendants des eaux minérales au début du xviie siècle, comme l'édit lui en donnait le pouvoir. Nous n'avons pas trouvé de traces d'intendant à Forges au commencement du siècle de Louis XIV, même dans l'ouvrage si documenté de M. Bouquet sur les eaux de Forges[2]. Daquin, médecin de Louis XIV, qui a laissé parmi ses contemporains une réputation d'avarice et de cupidité, chercha à faire produire à sa charge le plus d'argent possible et usa de son droit de nommer des intendants. Jamais la charge de premier médecin ne rapporta autant que pendant son séjour à la Cour. Néanmoins, s'il nomma des intendants, il n'y en eut pas de désignés pour Forges à cette époque.

L'édit de Henri IV n'eut donc pas, dans notre région, les effets que l'on aurait pu croire : la mort de La Rivière, survenue peu après la publication de l'édit, en est la cause ; ses successeurs dans la charge de premier médecin ne s'occupèrent pas comme lui des eaux minérales. Cependant, il nous a paru intéressant de publier l'arrêt inédit de Henri IV et de rappeler que la charge de surintendant général des eaux minérales et médicinales du royaume avait été créée en faveur d'un médecin normand : Roch le Baillif de La Rivière. Nous rectifions ainsi une erreur commise par les auteurs, qui font dater la réunion de cette surintendance à la charge de premier médecin des lettres patentes du mois d'août 1709 ; la réunion se fit au mois de mai 1605 ; donc, ces auteurs se trompent d'un siècle.

René HÉLOT.

1. Lettre du 30 juin 1665, tome III, p. 541.
2. F. Bouquet : *Histoire des eaux de Forges.*

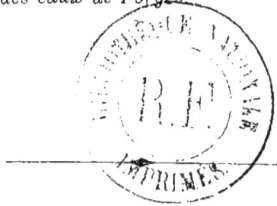

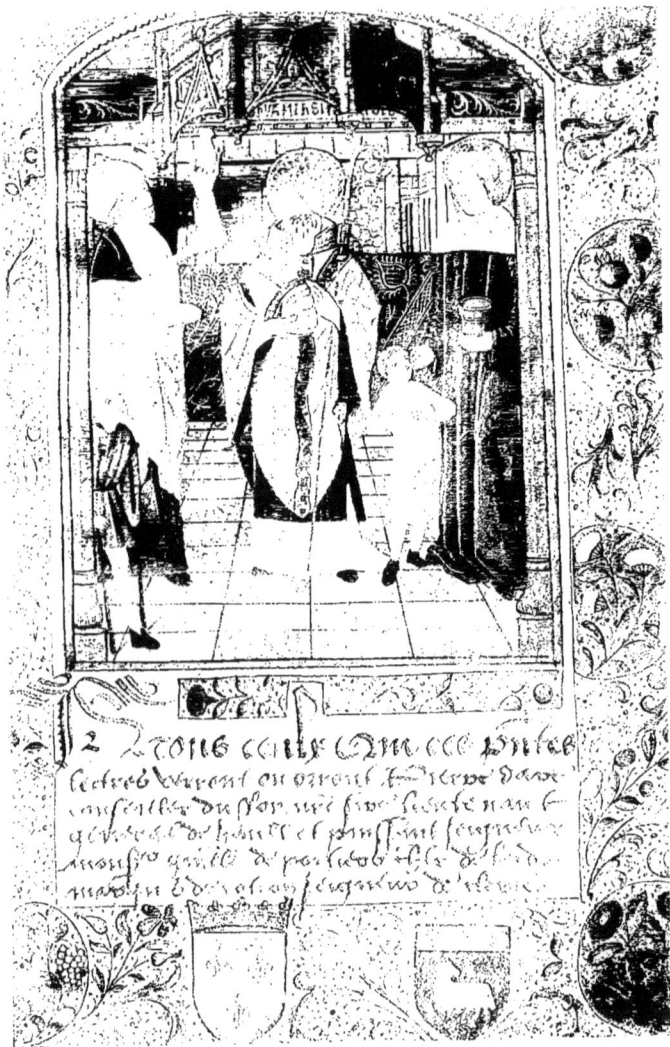

Saint DENIS, Saint COME et Saint DAMIEN

(D'après une miniature illustrant un manuscrit provenant de la Corporation des Barbiers de Rouen)

XIV

ORDONNANCE DE JEHAN DAVY, BAILLY DE ROUEN

Donnée à Rouen le 14 janvier 1407.

Confirmée par Charles VI en mars 1412, et par Henri VI, Roy de France
et d'Angleterre, en novembre 1424.

STATUTS POUR LA COMMUNAUTÉ DES BARBIERS DE LA VILLE DE ROUEN[1]

A tous ceulx qui ces présentes lectres verront, Pierre Daré,
conseiller du Roy notre sire, lieutenant général de hault et puissant seigneur Mons' Guillaume de Poitiers, chevalier de l'Ordre,
marquis de Cotron, S' de Clérieu, conseiller chambellan ordinaire du
Roy notre sire et son bailly de Rouen, salut. Savoir faisons que
aujourdui jeudy vingt ungniesme jour de juillet, l'an de grâce mil
cinq cens et deux (1502), nous avons veu, tenu et leu unes lectres en
parchemyn seellées sur double queue et cire vert, saines et entières
en signature et sigillature desquelles la teneur ensuit :

A tous ceulx qui ces présentes lectres verront ou orront, Jehan
Salvain, chevallier, bailly de Rouen et de la souveraineté et exemp-
cion de Gisors, salut. Savoir faisons que nous le sixième jour de
juing, l'an de grâce mil quatre cens trente quatre, veismes unes
lectre en forme de vidimus saines et entières en seel et en escripture desquelles la teneur ensuit :

A tous ceulx qui ces présentes lectres verront ou orront, Jehan
Salvain, chevallier, bailly de Rouen, salut. Savoir faisons que nous
le saiziesme (16°) jour de décembre, l'an de grâce mil CCCC vingt
et quatre (1424), veismes unes lectres du Roy, notre sire, saines et
entieres en seel et en escripture desquelles la teneur ensuit :

HENRY, par la grâce de Dieu, roy de France et d'Angleterre, savoir
faisons à tous présens et advenir, Nous avoir receu humble supplicacion des
Gardes maistres et ouvriers du mestier et science de barberie en notre
ville de Rouen, contenant comme de grant ancienneté par l'ordonnance et
auctorité de justice, à ce présent notre procureur, aient esté constituées

---

1. Manuscrit provenant des Archives de la corporation des barbiers, et conservé aux
Archives départementales de la Seine-Inférieure.

certaines ordonnances sur le fait desdicts mestier et science pour le bien et utillité d'icelluy et affin d'*eschiver* plusieurs inconveniens qui à la chose publique se peussent estre ensuis par faulte de bonne pollice et gouvernement en iceulx mestier et science. Et depuis aient icelles ordonnances esté confermées par feu notre très chier seigneur et aïeul Charles, roy de France, derrenier trespassé, donc Dieu ait l'âme ! comme il peult apparoir par ses lectres en las de soye et cyre vert, desquelles la teneur ensuit :

CHARLES, par la grâce de Dieu, roy de France, savoir faisons à tous présents et advenir nous avoir veu unes lectres de notre amé et féal conseiller Jehan Davy, seigneur de Saint-Père-Avy, chevallier et lors notre bailly de Rouen, desquelles la teneur ensuit :

A tous ceulx qui ces lectres verront ou orront, Jean Davy, s^r de Saint-Père-Avy, chevallier, conseiller du Roy notre sire, et son bailly de Rouen, salut. Comme pour ce que de nouvel il estoit venu à notre congnoissance que *jasoit* ce que ou mestier et science de barberie à Rouen avoit, des longtemps a, et avoit instruction et ordonnance sur le fait et gouvernement des dits mestier et science et sur les maistres et ouvriers d'icelluy en la dicte ville et banlieue, lesquelles instruction et ordonnance avaient esté pieça establies et conférées (*sic*) à garder par nos predecesseurs bailliz selon la forme et teneur d'icelles, néantmoins plusieurs fraudes, colusions et deceptes avaient esté, estoient et pourroient estre commises et perpetuées es dictz mestier et science soubz umbre de ce que en icelles instruction et ordonnance avoient esté et estoient obmiz plusieurs articles et moyens qui estoient et seroient mout utiles, expediens et profitables pour le bien et utillité du dict mestier et science et des dicts maistres et ouvriers, et aussi que ès dictes instructions et ordonnance avait aucuns articles et moyens qui, nécessairement, en faveur de la dicte utillité, estoient convenables à retrencher et abollir, Nous, pour et affin de obvier à plusieurs dangiers, perilz et inconveniens qui, et les aucuns irreparablement, se pourroient *ensuivre* ès dicts mestier et science, en la faulte de la dicte obmission, restriction ou autrement, mesmement pour garder et observer le prouffit, utillité et bien de la chose publique, en quoy, en ce et autres choses touchans le bien commun, justice doit avoir principal regart et consideracion, Avons mandé et fait venir devant nous les gardes pour ceste année présente, et tous les autres maistres et ouvriers du dict mestier, auxquelz, après ce qu'ilz nous ont apporté lesdictes instructions et ordonnance données de Jehan de la Tuille, notre predecesseur bailly, comme par l'inspection d'icelles nous est apparu et que nous avons veu les dictes instruction et ordonnance, nous ayons exposé la congnoissance desdis inconvénients à nous venue par les moyens dessus touchées, en leur reiterant et demonstrant la faulte de ladicte obmission avec le bien qui s'ensuyvroit de ladicte restriction, et que de nouvel au regard, de justice et d'eulx, ordonnance fust faicte en la fin dessus déclairée sur le fait et estat des dicts mestier et science, et leur ayons fait exprès commandement de veoir ensemble la dicte ancienne ordonnance, et regarder et ymaginer entre eulx quelles addicion, augmentacion et restrinction estoient enpédientes et convenables à mectre et faire en icelle nouvelle ordonnance, et parmy le tout feissent mectre et rédiger par escript tous les articles et moyens qui à leur advis et consciences, seroient utiles à estre et demourer en ladicte ordonnance, et yceulx articles et moyens rapportassent devers nous afin d'iceulz veoir par nous et les conseulz et procureur du Roy, nostre dit seigneur, lesquelz gardes, obtemperans à notre commandement et ymaginans la dicte exposicion, aient la dicte ordonnance ancienne veue et regardée ensemble et nous aient apporté en escript les articles et moyens, tant aucuns de ladicte ancienne ordonnance, comme ceulx de nouvel par eulx faiz et advisez, disans que ce seroit et estoit le bien et utillité dudit mestier et de la chose publique, d'avoir en ycellui mestier, ordonnance et instruction selon les dicts articles, lesquelz aient esté veus, regardez et advisés dilligaument et à plusieurs foys à grande et meure deliberacion par nous, les conseulz et procureur du Roy, notre dit seigneur, et plusieurs autres sages et notables personnes, par l'oppinion et conseil desquelz aient esté mis par nous aucunes corrections sur lesdiz articles et aucunes augmentacions, tant au regard d'aucunes amendes déclarées en iceulx comme autrement, lesquelles aient esté exposées et monstrées ausdictz gardes, maistres et ouvriers, auxquelz, pour conclure et parfaire la dicte nouvelle ordonnance, Nous ayons faicte ordonnance de comparer tous ensembles aujourd'uy devant nous et les dis conseulz et procureur. Savoir faisons que aujourd'uy se comparurent personnellement par devant nous, maistres Adam Pigon, Guillaume Godeffroy, Thomas Beaufilz, Jehan Bauldri, Pierres Brehon, Denys Gondouel, Richard Lenfant, Guillaume Mullot, Jehan Gondouin, Jehan Opac, Robert Morderet, Jehan Lesage, Guillaume Fermen, Raolin Painlifault, Thomas Caillou, Jehan Dedun, Perrenet Formentin, Adam des Noes et Thomas Cavellier, tous maistres et ouvriers du dict mestier, demourans en la dicte ville et banllieue, en la présence desquelz et mesmement en la présence des dictz conseulz et maistre Robert de Croismare, procureur du Roy, notre sire, et autres notables et sages personnes, nous feismes lire les dicts articles par eulz accordez et aussy par nous corrigez et augmentez, et lesquels sont en ceste forme cy après declairez.

Et *premièrement*, nul ne nulle ne puisse doresnavant lever ne tenir ouvreur du dit mestier en ladicte ville et banlieue, se premièrement et avant toute œuvre il n'a esté et est examiné par les gardes jurez du dict mestier, qui lors seront, et que devant justice il soit, par les dits gardes, rapporté et tesmoigné suffisant sur la paine de soixante solz tournoys d'amende dont le Roy, notre dict seigneur, aura quarante solz tournoys, et vingt solz qui seront convertis à soustenir et aider à soustenir le dit mestier.

Item, l'examen du dit maistre et ouvrier se fera chieux les troys gardes du dict mestier qui lors seront. C'est assavoir que le dict maistre et ouvrier sera chieulx chacun des dicts gardes l'espasse de huit jours completz à ses despens, en l'ostel d'un chacun desquelz gardes le dict maistre et ouvrier fera une lancete bonne et suffisant pour saigner toutes vainnes selon ce qu'il est expédient pour le dict mestier ; et quant le dict maistre et ouvrier aura esté cheux chacun des dicts gardes le temps dessus declairé, les dicts gardes ensembles appelleront des autres compaignons maistres et ouvriers d'icelluy jusques au nombre de douze des plus suffisans, auxquels iceulz gardes monstreront les fers des dictes lancetes que le dict maistre et ouvrier aura fais cheulz les dicts gardes et jurez, lesquels jureront à leurs ditz compaignons que le dict examiné n'aura point transporté hors de leurs dicts hostieulx les dictes lancetes et ne luy auront monstré aucune manière de les avoir faictes ; et se par la façon des dictes lancettes et autrement, le dict examiné est trouvé suffisant ouvrier du dict mestier et science, il sera juré maistre et ouvrier d'iceulz par le moyen de ce qu'il paira trente solz tour nois pour les compaignons des dicts mestier et science.

Item. Le dict examiné, se trouvé est suffisant, sera tenu soy rendre de la charité Monseigneur Saint-Denys, et sy paiera à chacun des ditz troys gardes qui lors seront la somme de cinq solz tournoys pour leur paine et salaire du dict examen. Après lesquelles choses faictes les dicts gardes, appellés avec eulz des autres maistres et ouvriers du dict mestier, seront tenus à conduire et amener le dict examiné devant justice, par laquelle il sera juré de bien et loyaulment tenir garder et observer ledict mestier et ordonnance d'iceluy et en bien loyaulment ouvrer ; et pour sa hance le dict examiné, s'il est filz de maistre du dict mestier, paira la somme de quinze solz tournoys dont le Roy, notre dict seigneur, aura les deulx pars, et la dicte charité Saint-Denis le tiers ; et se le dict examiné est de la prise de la dicte ville et non filz de maistre, il paira pour la dicte hanse la somme de trente solz tournoys dont le Roy, notre dit seigneur, aura les deuz pars, et la dicte charité Saint-Denis le tiers ; et si le dit examiné estoit de dehors la dicte ville et banlieue, il paira pour la dicte hanse la somme de quarante-cinq solz tournoys, desquels le Roy, notre dict seigneur, et la dicte charité auront comme dessus.

Item. Se aucun maistre et ouvrier du dict mestier de la dicte ville et banllieue tenant ouvreur d'icelluy mestier alloit de vie à trespassement, sa femme, se femme avoit, pourra tenir son ouvroir du dict mestier tant comme elle se tendra de marier, pourra avoir et tenir l'apprentis que son dict feu mary avoit juré en son vivant, et sy pourra avoir et tenir varletz gaignans argent, pourveu qu'ilz soient bons et suffisans au regart des Gardes du dit mestier.

Item. Les dicts Gardes et Jurez du dict mestier pourront faire venir
devant eulx tous les maistres et ouvriers d'icelluy, tous les varletz gaignans argent et tous les apprentiz toutes et quantes foiz qu'il leur plaira
pour les faire jurer par leurs sermens, assavoir s'ilz auront point delinqué
ne offensé contre la dicte ordonnance et l'estat du dict mestier pour en
faire rapport à Justice, se faulte y trouvoient, et cheulx qui desobeiroient
aus dictes Gardes l'amendront, quant au regard de ce, aux taux et ordonnance de Justice.

Item. Nul maistre du dict mestier ne pourra pour une fois avoir que ung
apprentis, lequel apprentis servira le maistre cheulz qui il sera aloué troys
ans accompliz, et jurera devant Justice, présens les dicts Gardes qui à icelle
le conduiront et amèneront, que bien et loyaulment il servira son dict
maistre le temps dessus dict, lesquelz Gardes auront pour leur paine,
salaire et travail, la somme de chacun cinq solz tournois du dict apprentis,
lequel le dict maistre ne pourra tenir que huit jours seullement avant le dict
serment fait, se ce n'est par le congié et licence des dicts Gardes, lesquelz
pourront donner aux dicts maistres quinze jours de temps et non plus sans le
jurer, sur peine de vingt solz tournois d'amende, en quoi escherroit le dit
maistre qui seroit nommé faisant ou avoir (*sic*) fait le contraire. Desquels
vingt solz le Roy, nostre dit seigneur, aura les deux pars, et les dicts
Gardes le tiers, et avec ce le dit maistre ne pourra avoir que le dit apprentis
durant les dits troys ans, se ainsy n'est que le dit apprentis forjure le dit
mestier devant Justice et présens les dis Gardes, sur paine de soixante solz
d'amende, en quoy eschera le dit maistre qui sera trouvé faisant le contraire, de laquelle amende le Roy, notre dit seigneur, aura les deux pars,
et ladicte charité de Saint-Denis le tiers, et auront les dits gardes, oudit
cas de forjurement, la somme de dix solz tournoys pour leur paine et
sallaire d'avoir fait forjurer le dit apprentis, lequel en ce cas leur paira
la dite somme.

Item. Nul maistre du dit mestier ne pourra fortraire varlet, ne apprentis
de nul des autres maistres du dit mestier de la dicte ville et banlieue, sur
et en paine de trente cinq solz tournoys d'amende; de laquelle le Roy,
notre dit seigneur, aura vingt sols, et les dis Gardes dix sols, et la dicte
charité de Saint-Denis cinq solz tournoys, sans ce que la dicte amende soit
en diminucion du droit de partie, mais sera sans prejudice d'icelle.

Item. Nul maistre ne ouvrier du dit mestier de la dicte ville et banlieue
ne pourra faire office ne service du dit mestier à personne, soit homme ou
femme, qui soient approuvez ou reputés infès de maladie de leprosité, sur
et enpeine d'estre banny du dict mestier, a tous jours mais, en la dicte ville
et banlieue et d'amende arbitraire à la volenté et ordonnance de justice.

Item. Se aucun ou aucune du dit mestier estoit reprouvé ou renommé de tenir hostel diffamé de bordelerie ou maquelerie, il sera à tous jours mais banny du dit mestier en la dicte ville et banlieue.

Item. Nul ne nulle du dict mestier ne fera doresnavant office ne service d'icelluy, fors tant seullement saignier et pignier aux jours de dymence, aux cinq festes Nostre-Dame, aux jours de Noel, de la Thiphaine, du Jour de l'An, de la Toussains, de l'Ascencion, du Sacrement et de Monsr saint Jehan Baptiste, se ce n'est par le congié et licence des dicts Gardes ou de l'un d'iceulx, sur paine de dix solz tournoys d'amende à apliquer, les deux pars au Roy, nostre dit seigneur, et le tiers aux dictz Gardes.

Item. Aucun d'icelluy mestier ne pourra mectre doresnavant, bacins pendans hors de son ouvreur le jour de Noel, les deux prouchains jours ensuivans, le jour de Pasquez et les deux jours après ensuivans, le jour de la Penthecoustes et les deux jours ensuivans, le jour saint Jehan-Baptiste, le jour saint Pierre et le jour des Mors, sur paine de dix solz tournois d'amende, de laquelle le Roy, nostre dit seigneur, aura les deux pars, et la dicte charité de Sainct-Denis le tiers.

Item. Nul ne nulle du dict mestier ne pourra mectre sang en escuelle qui passe au dehors de la solle de son hostel, sur paine de paier, pour chacune escuelle qui y seroit trouvée, douze deniers tournois d'amende à appliquer aux dicts Gardes.

Item. Nul ne nulle du dict mestier ne pourra garder sang du jour que icellui aura esté traict et saigné des corps des créatures que jusquez à l'heure de nonne Nostre-Dame, se n'est par le congié et licence des dis Gardes ou de l'un d'eulx, sur paine de cinq solz tournois d'amende à appliquer aux ditz Gardes.

Item. Chacun maistre du dit mestier ou aucun de ses servans pourra estancher toute personne blechée à sanc pour la première foys, soit qu'il y aist cry de haro en la matière ou non, pour en estre paié bien et raisonnablement et par en rapporter à Justice ce que fait en aura, toutes et quantesfoys que le cas escherra.

Item. Nul maistre du dit mestier de la dicte ville et banllieue ne pourra tenir que ung ouvreur pour une foys, sans en prendre congié aux dicts Gardes et Jurez du dit mestier, en quelque lieu qu'il voit demourer, sur paine de soixante solz tournois d'amende, dont le Roy, nostre dit seigneur, aura les deux pars, et les dicts Gardez le tiers.

Item. Se nul du dit mestier estoit tel qu'il alast par les villages besongnant et cliquetant son bachin ou alast besongner aux foires ou marchez ou aulcun de son command, il l'amendera, et pour chaque amende paira soixante solz tournois, desquelz le Roy, notre sire, aura les deux pars, et les ditz Gardes le tiers.

Item. Les Gardes et Jurez du dit mestier auront puissance et regart de visiter les varlés qui vendront en la dicte ville pour gaigner argent cheulx aucuns des maistres et maitresses demourans en la dicte ville et banllieue, pour savoir s'ilz sont suffisans de gaigner ; et s'ilz ne sont suffisans de gaigner, ilz seront tenus comme apprentis, et pourront les dictz Gardes, aller visiter lesdictz varlet ou varletz en l'ouvreur du maistre ou maistresse où seront demourans lesdis varletz et enquerir de leur suffisance.

Item. Se ung maistre ou maistresse en la dicte ville ou banllieue a ung filz, ung des autres maistres du dit mestier le pourra tenir avec ung autre apprentis pour apprendre le dit mestier, sans préjudice du dit mestier.

Item. Nulle fame ou mesquine qui ne sera fille de maistre, ou venue ou descendue de l'estat du dit mestier et demourant en l'ostel de maistre ou mariée à ouvrier du dit mestier, ne moullera barbe, cheveux rera ne ne fera aucune chose du dit mestier sur peine de diz solz que paira le maistre sur qui elle sera trouvée, dont le Roy, notre dit seigneur, aura les deulx pars, et les dictz Gardes le tiers.

Item. Aucun ne aucune du dit mestier ne pourra nourrir en son hostel aucuns portz ne connins, sur paine de vingt solz tournoys d'amende pour chacun port ou connin qui y sera trouvé, de laquelle amende le Roy, nostre dit seigneur, aura les deux pars, et la dicte charité Saint-Denis le tiers.

Item. Pour et affin de faire garder et observer en ses termes ceste présente ordonnance, mesmement pour amener au serment les maistres, varletz et aprentis du dict mestier, faire ès ouvriers (*sic*) d'icelluy et ailleurs les visitacions à ce convenables, et apporter et denoncer à Justice toutes les fraudes, deceptions et mauvaistiés que eulx y trouveront avoir esté faictes, troys compaignons maistres et ouvriers du dit mestier en ladicte ville et banllieue seront ordonnez Gardes d'icelluy par l'acord des autres compaignons, maistres et ouvriers du dit mestier en la dicte ville et banlieue, lesquelz Gardes jureront devant nous et nos successeurs baillifz ou nos lieutenans, que bien et loyaument ilz exerceront le dit office de Garde, lequel office se renouvellera chacun an au terme de Noel quant au regart d'un des dicts Gardes, et y en mectra l'en et establira ung de nouvel avecques lequel seront et demouront deux des dictz Gardez qui y auront esté l'année précédente ; lequel Garde sera esleu par conseil des dictz maistres et ouvriers ; et s'il estoit ainsi que aucun des dictz Gardes fraudassent (*sic*) en aucune manière le dit mestier, ceulx ou celluy qui ce feront ou fera en feront ou fera amende, et en lieu de ceulx ou celuy en seront ou sera mis autres ou autre de l'acord des Gardes qui de riens n'auroient mespris et de leurs compaignons maistres du dict mestier, par lesquels lez dictz Gardez ou Garde seroient ou seroit amenés à Justice faire le dit serment, et semblablement le Garde qui chacun an sera renouvellé fera le dit serment devant Justice au terme de Noel.

Après la lecture desquelles articles, lesquelz lesdits maistres et ouvriers disoient bien et seurement avoir entendu, et que iceulx nous ourent dit et affermé chacun par serment que pour le bien bonneur, prouffit et utillité du dit mestier, de eulx et de leurs successeurs maistres et ouvriers d'iceluy, mesmement, et la chose publique les dites articles dessus declairées estoient très expediens, nécessaires, et convenables pour la dicte ordonnance et selon iceulx se vouloient doresnavant régler et gouverner, et les promisdrent et jurèrent à les tenir et garder doresnavant sans enfraindre ne aller encontre, et estoient bien et loyaulment fais à leur advis et conscience, et que sur ce nous eusmes en advis et deliberacion ausdict conseulz et procureur du Roy, nostre dit seigneur, et autres sages et notables personnes, Nous, par la deliberacion d'iceulx, à la requeste des dictz maistres et ouvriers, avons fait ordonné et estably, faisons, ordonnons et establissons instruction et ordonnance sur lesdicts mestier et science de barberie, selon la forme et teneur des articles dessus declarez; lesquelz nous avons dit et declairé, disons et declarons estre tenus et gardés sur les paines et amendes contenues et declairées en iceulx, lesquelles peines et amendes nous dès maintenant pour lors avons dit et disons estre cueillies et levées, et les transgresseurs des dictes articles pugnis et corrigiez selon la teneur d'iceulx et pour chacune foys qu'ilz escherront ès dictes amendes. Sy donnons en mandement par ces présentes à tous les maistres et ouvriers du dit mestier, présens et advenir, que la dicte ordonnance tiennent et gardent sans enfraindre, donnons aussy en mandement au sergent ou sous-sergent à mace de Rouen et à tous les autres sergens et sous-sergens de la dicte ville et banllieue ou au premier sur ce requis, que la dicte ordonnance ilz facent crier et publier par tous les lieux accoustumez à faire criz et publicacions et dont requis seront. En tesmoing de ce nous avons mis à ces lettres le grand seel aux causes du dit bailliage. Donné à Rouen, le dix huitiesme jour de décembre, l'an de grâce mil quatre cens et sept.

Lesquelles lectres dessus transcriptes et tout le contenu en icelles nous avons fermes et aggréables, icelles et leur dit contenu louons, ratiffions et approuvons, et de grâce especial en tant que deuement temps advenir sera, et à tous nos autres justiciers et officiers présens et advenir, ou à leurs lieuxtenans et à chacun d'eulx si comme à luy appartendra, que les dessus nommez ilz facent, seuffrent et laissent jouir et user plainement et paisiblement d'icelles lectres et de leur dit contenu, et contre la teneur d'icelles ne les mollestent, travaillent ou empeschent, ne facent ou seuffrent mollester, travaillier ou empescher en corps ne en biens, ne aultrement, comme que ce soit en aucune manière au contraire. Et pour ce que ce soit ferme chose et establie à tousjours, Nous avons faict mectre notre seel à ces présentes lectres, sauf en autres choses nostre droit et l'autruy en toutes. Donné à Paris, ou moys de mars l'an de grâce mil quatre cens et douze et de notre règne le trente troisiesme.

Desquelles lettres dessus transcriptes et du contenu en icelles ilz ont humblement requis confirmacion. Pour ce est-il que nous, considérans ce que contenu y est estre expedient pour le bien et honneur d'iceulx mestier et science, et pour obvier aux frauldes, deceptions et collusions qui y pourroient chacun jour estre commises et perpétrées ou gref et préjudice de la chose publique, se n'estoient les ordonnances contenues ès dictes lectres, icelles ordonnances, ensemble tous les poinctz et articles qui contenus y sont, de notre grâce especial, plaine puissance et auctorité royal, avons louéz, greés, ratifliez, approuvez et confermez, loons, greons, ratiffions, approuvons et confermons par la teneur de ces présentes, en tant que deuement, licitement et raisonnablement ilz en ont jouy et usé, jouiront et useront au temps advenir, et avec ce de nostre plus ample grâce, à la prière et requeste desdictz supplians, avons ordonné et ordonnons par ces dictes présentes, qu'au jour de la feste de saint Cosme et saint Damyen, en l'honneur desquelz, aprez nostre benoist Créateur et sa doulce Mère, ilz ont fondé la Charité dont mencion est faicte èsdictes ordonnances, ilz et chacun d'eulx se abstiennent de ouvrer et besongner, sur les pareilles et semblables peines qui sont tenus festier les autres festes dont mencion est faicte en icelles ordonnances, pourveu que à ce se consente la plus grand partie des dis Gardes, maistres et ouvriers.

Sy donnons en mandement par ces mesmes presentes au bailly de Rouen et à tous nos autres justiciers et officiers ou à leurs lieuxtenans présens et advenir et à chacun d'eulx, sy comme à luy appartendra, que de notre présente confirmacion, grâce et octroy, facent, souffrent et laissent lesdis supplians en la manière que dicte est jouir et user plainement et paisiblement, sans en ce les mollester, travailler, ne empescher, ne souffrir estre mollestez, traveillez, ne empeschez en aucune manière au contraire, ainçois faites chacun en droit soy par ceulx qu'il appartendra icelles garder et observer de point en point selon leur forme et teneur, et sur les transgresseurs d'icelles lever les amendes ainsy et par la manière que contenu est ès devant dictes ordonnances; et affin que ce soit chose ferme et estable à tousjours nous avons fait mectre à ces présentes le seel de nostre eschiquier, sauf en aultres choses nostre droit et l'autruy en toutes. Donné à Rouen, soubz le seel de nostre dit eschiquier, ou moys de novembre l'an de grâce mil quatre cens vingt et quatre et de nostre regne le tiers. Ainsi signé par le Roy, à la rellacion des gens tenans l'eschiquier. — GRESLE. Collation faite.

En tesmoing de ce, nous avons mis à ses lectres de vidimus le grant seel aux causes du dit bailliage. Ce fut faict l'an et jour devant premier ditz. Ainsi signé LANCESTRE. Collation faite. En tesmoing de ce nous avons mis à ces lectres de vidimus le grant seel aux causes du dit bailliage. Ce fut fait l'an et jour devant premiers ditz. Ainsi signé PUILLOYS. En tesmoing de ce, nous, lieutenant général dessus nommé, avons seellé ce present vidimus ou transcript, contenant dix feuilletz et une page première escriptz du grant seel aux causes du dit bailliage, les an et jourdes sus ditz. — Collation faite. Signé J. MARIE.

M. Ch. de Beaurepaire nous a permis de reproduire ce document et la miniature (saint Denis, saint Côme, saint Damien) qui figure dans le manuscrit. Nous tenons à l'en remercier bien vivement.

P. DEROCQUE.

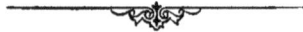

XV

NOTES

SUR TROIS CHIRURGIENS DE L'HOTEL-DIEU DE ROUEN
AU XVIIᵉ SIÈCLE

Trois membres de la même famille, Jean, Charles et Charles Le
Huc, père, fils et petit-fils, remplirent successivement et sans inter-
ruption, pendant un siècle et plus, les fonctions de chirurgien de
l'Hôtel-Dieu de Rouen. Je ne saurais dire exactement à quelle année
doit être rapportée la nomination du premier d'entre eux. Le
7 octobre 1606, dans un temps où la peste venait de faire sa réap-
parition à Rouen, il exposait aux administrateurs de l'Hôtel-Dieu
qu'il lui était impossible de vaquer seul à panser les malades de la
contagion, et qu'il lui était nécessaire d'avoir un aide. Il est vraisemblable que cet aide (garçon ou compagnon chirurgien) fut laissé
à sa charge, puisqu'en réponse à sa requête, on se borna à lui
accorder une augmentation de gages de 10 s. par mois, ce qui
portait à 60 livres son traitement annuel. Deux ans après il renou-
velait sa demande. Cette fois les administrateurs se montrèrent plus
généreux : ils augmentèrent son traitement de 45 l. par an, dans
des termes qui nous autorisent à penser que Jean Le Huc devait
être chirurgien de l'Hôtel-Dieu dès avant la fin du xviᵉ siècle. La
délibération est ainsi conçue : « 5 juillet 1608, sur la requeste pré-
sentée par Mᵉ Jehan Le Huc, cirurgien de scéans, tendant afin qu'il
luy feust faict augmentation de gaiges, attendu *son antiquité et le
long temps qu'il y a qu'il est au service des pauvres*, et qu'il luy
est nécessaire estre assisté d'ung garçon de son estat pour vaquer
à son exercice, l'affaire délibérée, il a esté ordonné que led. Le
Huc aura augmentation de gages de la somme de 45 l. par an
outre ses gages et pensions ordinaires, à commencer du jour Saint-
Jehan dernier passé, à la charge qu'il se servira de son filz ou
aultre personne capable, lequel ne pourra désemparer la maison de
scéans, ce qu'il a promis et s'y est submis de sa bonne volonté. »

Jean Le Huc fut remplacé par son fils Charles, né vraisemblablement vers 1581. Le 6 avril 1619, celui-ci était invité par les
administrateurs à choisir, de concert avec le médecin et l'apothi-

caire, le lieu le plus commode pour opérer, dans les salles de l'Hôtel-Dieu, la séparation des hommes d'avec les femmes.

« Quelques jours après, le 23 avril, la prieure venait avertir le Bureau que, le mercredi précédent, 21, viron midi, seroit arrivée à l'Hôtel-Dieu une fille se disant malade de fièvre, laquelle avoit esté visitée par le chirurgien comme il estoit accoustumé ; et, n'ayant reconnu en elle aucune marque de contagion, auroit esté receue en la salle de l'infirmerie ; mais le lendemain (22), led. chirurgien, aiant de rechef visité lad. fille, l'auroit trouvée couverte de pourpre et qu'elle avoit la peste à l'aîne ». Les administrateurs, dont l'action était entravée par les règlements de la police, durent demander au lieutenant du bailliage, l'autorisation de faire mener la malade à la maison du Petit-Aunay sise en la paroisse de Petit-Quevilly, où se trouvait l'évent des pestiférés. L'autorisation n'arriva que lorsqu'elle avait été rendue inutile par le décès de la malade dans une des salles de l'Hôtel-Dieu. Comme ce cas pouvait se représenter, le chirurgien exposa que, vu les circonstances, il était à propos d'obtenir du bailliage une autorisation générale qui permît de conduire au Petit-Aunay les malades dès qu'on aurait reconnu en eux les premiers symptômes de la contagion.

Une fois encore, oubliant les cruelles leçons du passé, la Ville s'était laissé prendre au dépourvu. Le service médical n'était que peu ou point organisé. L'Hôtel-Dieu n'avait point tardé à être gravement atteint par le fléau. Le 31 août, des mesures y furent prises pour la préservation du public. Il fut fait défense aux *servants* de sortir sans une marque destinée à prévenir le passant qu'il eût à s'éloigner d'eux. On ordonnait de tenir constamment fermée la porte des religieux sur la rue du Change, de peur que les enfants du voisinage, entrant par là dans un lieu infecté, n'y contractassent la maladie. En même temps, on augmentait la ration de vin que l'administration était dans l'usage de fournir au chirurgien, aux *servants*, aux religieux et aux religieuses ; on accordait au premier, pour y loger sa femme et sa fille, tant que durerait la contagion, un grenier situé au haut de l'escalier de sa maison. Il faut croire que, contrairement à ce qui s'observa dans certaines villes d'Italie en pareilles circonstances, on ne s'était que trop bien familiarisé, à Rouen, avec la contagion, puisque le peuple se montrait hostile aux modestes agents qu'il était de son intérêt de protéger. Ainsi le 7 septembre 1619, on voit le charretier de l'Hôtel-Dieu venir se plaindre de ce que, « lorsqu'il alloit aux maisons de la ville, lever des corps morts de la contagion pour les enterrer, le peuple qui s'assembloit devant les maisons l'offensoient et luy ruoient des pierres, pour quoy il n'y désiroit retourner à l'advenir, s'il n'estoit assisté de sergents ou autres personnes pour le défendre ». Le secours qu'il réclamait si justement ne devait pas lui être longtemps utile. Peu de jours après, il était lui-même atteint de la peste et succombait, ainsi que le portier et trois des religieuses.

Dans ce malheureux temps, il semble que le chirurgien ait été le principal conseiller des administrateurs. C'était lui qui signalait les abus auxquels il était urgent de remédier ; qui indiquait les mesures de préservation qu'il y avait lieu de prendre. Trois délibérations, choisies entre bien d'autres, témoignent de sa louable vigilance. — « 13 décembre 1619, le chirurgien se plaint de ce que le confesseur des pauvres et le ballieur de l'Hostel-Dieu faisoient des amas de plusieurs hardes et meubles infectez de contagion, ce qui pouvoit aporter beaucoup de mal en la maison et par la ville lorsqu'ils les vendroient. »

28 du même mois, nouvelle plainte « de ce que le confesseur amenoit journellement les croiseurs en sa chambre pour boire et manger avec luy, lesquels infectoient la maison où il demeuroit, sur quoy défense fut faite aux marqueurs d'entrer à l'Hôtel-Dieu, autrement que par la porte de la Calende. »

Le 15 janvier suivant, se préoccupant toujours de la santé publique, Le Huc prie les administrateurs de ne plus recevoir à l'Hôtel-Dieu les pauvres qui s'y présentaient journellement, parce que la maison était infectée, et que ces malheureux, s'ils y étaient admis, y seraient exposés à un inconvénient plus grave que celui qu'ils voulaient éviter.

On trouvera bien naturel qu'un homme, obligé à un service aussi dangereux et aussi pénible, se soit cru quelque droit à une augmentation de traitement. Il en fit la demande, le 28 décembre 1619. Quatre fois sa pétition fut remise en délibération, et autant de fois elle fut renvoyée à un moment plus opportun. Le 2 avril 1620, enfin, les administrateurs décidèrent que M. de Bapaulme « seroit prié de parler à la Cour de Parlement pour faire accorder à Charles Le Huc une lectre de maistrise et luy en faire délivrer arrest ; et davantage ils ordonnèrent qu'il seroit délivré, par gratification, au dit chirurgien une somme de 100 l. ». C'était mieux que ce secours d'un pot de vin et d'une miche de pain par jour qui lui avait été précédemment accordé ainsi qu'au médecin, et encore faut-il le dire, à titre provisoire.

Il est donc établi que jusque-là, Charles Le Huc n'appartenait pas à la communauté des maîtres chirurgiens. Il semble pourtant que, bien que n'ayant pas encore de lettres de maîtrise, il ait eu la faculté d'exercer en dehors de l'Hôtel-Dieu, puisque le 15 janvier 1620, on annonçait qu'il avait versé dans la caisse de l'administration « une somme de 29 l. 19 s. donnée aux pauvres par un malade de peste qu'il pansoit par la ville ». Les pestiférés étaient, il faut le croire, une sorte de clientèle que les maîtres chirurgiens de Rouen n'avaient aucun intérêt à disputer au chirurgien de l'Hôtel-Dieu.

Cette épidémie de peste dont nous avons marqué le début en 1619, fut une des plus longues et des plus meurtrières que la ville de Rouen ait subie. Elle faisait encore d'assez nombreuses victimes en 1626. En recherchant le rôle que Charles le Huc eut à remplir tant qu'elle dura, il nous a été aisé de constater combien l'organisation des secours laissait à désirer.

Les fonds manquaient, et ce ne fut que tardivement que fut rendu un arrêt du Conseil ordonnant de prendre, sur les deniers du pont, une somme de 100.000 l. pour la contagion.

David Jouysse, qui était médecin en titre de l'Hôtel-Dieu, probablement parce qu'il se trouvait mal payé, avait renoncé à faire la visite des malades. Deux fois, le 15 avril et le 7 mai 1620, on le menaça de dénoncer sa négligence à MM. du Parlement. Comme malgré cela on n'obtenait rien de lui, on fit prier le médecin Guerente de vouloir bien remplacer son collègue. Sur le refus de ce dernier, il fallut se résigner (4 novembre) à faire de nouvelles démarches auprès de Jouysse. Le 5 décembre, on le décidait à reprendre ses fonctions moyennant qu'il lui fût payé par an, 200 livres, 1 poinçon de vin et 2 boisseaux de sel. Trois ans après, il donnait sa démission ; il fut remplacé, le 13 novembre 1623, par Marin Varembault à qui on accorda, outre le poinçon de vin et les 2 boisseaux de sel, un traitement de 240 l. par an.[1]

On n'en était plus, on le comprend sans peine, à méconnaître l'urgente nécessité d'avoir, à l'usage des pestiférés, outre le Petit-

1. Varembault mourut au mois de février 1631 et fut remplacé par Antoine Le Pigny, le 8 février 1631. Celui-ci eut pour successeur Gallemant, qui donna sa démission, le 7 janvier 1647, en faveur de Lothelin, à qui l'administration payait 400 l. de gages, outre les gratifications ordinaires de vin et de sel.

Aunay, un local absolument distinct de l'Hôtel-Dieu ; d'avoir aussi un médecin et un chirurgien particuliers pour cette sorte de malades. Mais ce ne fut qu'assez longtemps après qu'on arriva à une organisation satisfaisante. On en jugera par les notes suivantes que nous empruntons aux délibérations de l'Hôtel-Dieu.

5 novembre 1621. « Faire entendre à Messieurs que ce jour d'huy, par arrest de la Chambre, il est ordonné que les malades de la contagion seront levez des loges, et mis au lieu de santé pour y estre pansez et que les religieuses de l'Hostel-Dieu, ensemble le chirurgien, les iront assister. » — 20 mai 1622, délibération au sujet d'un arrêt du Parlement qui avait ordonné qu'il serait bâti des cabanes pour recevoir des pestiférés. Le Bureau avait chargé trois de ses membres, MM. de Bretteville, Blondel et Hellot de se rendre auprès du Premier Président pour lui représenter les inconvénients d'une pareille mesure. A la suite d'un entretien qu'ils eurent avec lui et avec le Procureur Général, ils avaient, sans tarder, fait marché avec un charpentier « pour la construction d'un bâtiment en forme de grange, de 10 pieds de large sur 18 de long, lequel devait être fourni de colombes et soliveaux et de 2 manteaux de cheminée, le tout pour 475 l. » — 22 août, « la Cour avoit ordonné qu'il seroit pris 1.000 l. du nombre des deniers restans de 30.000 l. données par le Roi pour faire des cabanes d'aisseries couvertes de chaume et les fournir de draps, lits et matelats pour coucher les malades de la contagion qui étoient alors au lieu de santé, attendu que les salles n'étoient assez grandes pour retirer les malades qui étoient au nombre de 108. » — 22 septembre 1622, la dame supérieure du lieu de santé expose « la nécessité de faire plâtrer l'aire du vieux hangard et des salles où couchoient les malades de contagion. » — 22 octobre, « on délibère sur un nouvel arrêt du 12 du même mois, ordonnant de faire des loges de bois de sap au lieu de santé. Lecture faite de cet arrêt et d'un autre du 13, ouïs les sieurs Le Pigny, Brasdefer, et Guerente, médecins, sur la qualité des bastimens nécessaires à estre promptement faits en la maison de santé, il a esté ordonné que l'on acheptera des ais de sap pour en construire deux salles, de 50 à 60 pieds de longueur chacune, selon la nécessité des malades..., lesquelles seront goudronnez, et deux cheminées à chacune avec fenestrage, tant aux

---

1. A l'Hôtel-Dieu, le nombre des malades était de 125, le 27 octobre 1622 ; il était de plus de 200, le 11 février 1623. La maladie la plus commune était alors la dysenterie.

costez du bastiment que le comble, pour recepvoir le soleil et le vent avec plus de commodité. » — 22 août 1623, « la rue proche des loges sera close et bouchée par les deux bouts pour empêcher que les personnes infectées de peste, estans ès dites loges, ne sortent d'icelles et ne communiquent (avec) aucunes personnes comme ils font journellement ».

Le 27 octobre 1622, « la supérieure des religieuses est venue supplier les administrateurs de faire faire défense aux marqueurs et autres personnes de mener au lieu de santé aucuns malades de contagion, d'aultant qu'il n'y avoit place pour les recevoir ny coucher, et qu'elle estoit contrainte faire coucher 4 à 5 grandes personnes ensemble et 9 à 10 petits enfans en une couche ». Le 27 octobre 1622, on ne comptait pas moins de 348 malades au lieu de santé. Les enterrements se faisaient la nuit. Le 10 décembre 1622, le chapelain réclamait des flambeaux de cire pour éclairer ces lugubres cérémonies. On voit qu'il fut successivement aidé, pour l'assistance des malades, par les Capucins et par les Jésuites, auxquels un logis spécial était affecté.

Le Parlement avait voulu, avec juste raison, qu'il y eût un médecin spécial pour les pestiférés. Il avait désigné pour cet emploi, en remplacement de David Jouysse, Gilles Le Vasseur, sieur de Vaugosse, auquel on donnait par an 800 l. de gages et la jouissance d'une maison (délibération de la Ville du 24 août 1619). L'Hôtel-Dieu fit difficulté d'entrer, pour une part quelconque, dans cette dépense, sous le prétexte qu'il avait son médecin particulier. Ainsi peut-être s'explique pourquoi Jouysse ait parfois, comme on le voit par les deux délibérations suivantes, agi en qualité de médecin de la contagion et en ait reçu le titre : Le 4 février 1623, « les religieuses du lieu de santé viennent se plaindre de ce que le sieur Jouysse les menace de leur commander de faire ce que bon lui semblera » ; 11 février 1623, « on fait entendre à Messieurs que les religieuses du lieu de santé ont averti que le sieur Jouysse, *médecin de la contagion*, ne veult assister les malades que l'on amène au lieu de santé sortant des loges de l'évent, malades d'autre maladie que de peste, et que l'on les reçoive à l'Hôtel-Dieu. »

A première vue, il paraît singulier que, pour les soins à donner aux pestiférés, on n'ait point eu recours à des médecins plutôt qu'à des chirurgiens. Cela ne tiendrait-il pas à ce que les médecins étaient en petit nombre ; qu'on ne leur offrait que des honoraires modiques ;

que le souci, assez naturel, de ne point alarmer leur clientèle leur
faisait une obligation d'éviter un contact trop fréquent avec les
pestiférés? On avait moins de peine à se procurer des chirurgiens,
et il en coûtait moins pour les satisfaire; mais il faut dire qu'en
général ceux que nous voyons employés ne sont que des compagnons
ou garçons chirurgiens, dont l'instruction professionnelle devait
laisser à désirer.

L'un d'entre eux, Louis de Routy, compagnon chirurgien, est
envoyé, le 19 septembre 1620, aux loges de la contagion pour y
panser les malades. On lui promettait par an 90 l.; 40 l. après la
contagion, et, par jour, 3 pains, 1 pot de cidre, 2 l. de chair; par
semaine, 1 livre de beurre et 1 demie livre de chandelle. Il paraît
avoir été placé sous la direction de Charles Le Huc, que nous voyons,
le 17 octobre 1620, soumettre aux administrateurs l'état de ce qu'il
avait fourni « au chirurgien étant aux loges ». Louis de Routy
avait avec lui un aide nommé Jean Le Chevalier. Charles Le Huc
avait été autorisé, le 10 juillet, à se loger et à *lever sa boutique*
dans une maison située place de la Calende, appartenant à l'Hôtel-
Dieu et qu'une tonnelière tenait à louage de cet établissement.[1]
Cette installation lui permit de proposer aux administrateurs de loger
et de nourrir chez lui le chirurgien de la santé, Le Chevalier,
moyennant un prix de 100 l. par an. L'offre fut acceptée par les
administrateurs. Mais, dès le 3 octobre, il fallut inviter Le Chevalier
à retourner au lieu de santé, en lui recommandant « d'y panser
fidèlement les malades et d'y vivre sans scandale »,

Le 25 décembre 1621, on annonce que Louis de Routy s'était
retiré du service de l'Hôtel-Dieu et qu'il était allé s'établir à Caudebec pour y panser les malades de la contagion. Nous le retrouvons
à Rouen en juin 1623. Le 10 de ce mois, les administrateurs étaient
avertis que ce chirurgien devait se rendre le lendemain au lieu de
santé pour y panser les malades « par commandement du lieutenant général du bailliage ».

Comme il n'entre pas dans mon sujet de faire l'histoire de la
peste à Rouen, je me borne à ces courtes citations, et je renvoie pour
plus amples renseignements, aux intéressantes recherches de
M. Edouard Gosselin et du docteur Boucher.

---

1. Charles Le Huc avait pris l'engagement de payer à cette femme 16 s. par semaine,
tant qu'elle vivrait et de lui laisser la jouissance d'une chambre. Il remettait aux
administrateurs le logement qu'il occupait à l'intérieur de l'Hôtel-Dieu, et en échange il
était exonéré du louage de sa maison. L'Hôtel-Dieu la fit réparer pour lui le 21 août 1621.

On n'en avait pas fini avec la peste : Elle reparut en 1638, 1639, en 1647, 1648, mais alors le service sanitaire était mieux organisé, et l'on ne voit pas que Charles Le Huc y ait eu une part de quelque importance.

Le 7 septembre 1647, notre chirurgien obtint la survivance de sa place pour son fils Charles, qui lui servait d'aide depuis 7 à 8 ans, et qu'il put retenir près de lui, en cette qualité, assez longtemps encore.

Charles Le Huc le père mourut à l'âge de 76 ans, le 18 décembre 1657 ; il fut inhumé le lendemain dans l'église de l'Hôtel-Dieu.

Il avait été Trésorier de la paroisse de Saint-Etienne-la-Grande-Eglise en 1629-1630.

Charles Le Huc, deuxième du nom, entra en fonctions comme chirurgien de l'Hôtel-Dieu le jour même du décès de son père.

Il avait été reçu maître en chirurgie le 27 juillet 1643, et nommé garde de la communauté, en compagnie de David De la Mare et de Nicolas De Manteville, le 29 janvier 1656.

Il fut, comme l'avait été son père, Trésorier de la paroisse Saint-Etienne-la-Grande-Eglise en 1694-1695.

Il prit rang parmi les bienfaiteurs de l'Hôtel-Dieu par un acte de libéralité constaté dans la délibération suivante :

« Du 22ᵐᵉ jour de novembre 1698, au Bureau tenu par (les noms n'ont point été écrits).

» Sur ce qui a esté représenté à la Compagnie par le sieur Le Huc, chirurgien de cet hospital, que depuis cinquante années il a exercé l'art de chirurgie dans ledit hospital, et voullant continuer sa charitté envers les pauvres d'iceluy, il offre de donner une somme de dix mille livres au denier vingt, à la charge de luy en faire, sa vie durante et de celle du sieur Simon Le Huc, son frère, le nombre de cinq cents livres de rente, leur vie durante, lesquels cinq cents livres de rente demeureront à perpétuité pour estre payez au chirurgien qui sera nommé par la Compagnie, pour le service des pauvres dudit Hostel-Dieu, en sorte qu'aprez le décedz desdits sieurs Le Huc, le chirurgien de cet hospital demeure fondé et qu'il ne soit plus aux despens dudit Hostel-Dieu ; et comme ledit sieur Le Huc est avancé en aage, ne se trouvant en estat de pouvoir agir pour le service des pauvres, il prie la Compagnie de vouloir y nommer en sa place le nommé Godin [1], maître chirurgien de ceste dite Ville, qui

1. Etienne Godin reçu maître chirurgien en 1692, encore vivant et membre de la confrérie de Saint-Cosme et Saint-Damien, en 1719.

a travaillé depuis un long temps dans ledit hospital avec ledit sieur Le Huc, qui est un subjet très capable de remplir cet employ, aux mesmes gaiges de deux cent cinquante livres, son logement, sel, en la manière accoustumée, et après le décedz desdits sieurs Le Huc frères, ledit Hostel-Dieu sera tenu de payer deux cent cinquante livres par an d'augmentation audit s\^r Godin, qui feront lesdits cinq centz livres de gaiges au chirurgien à l'advenir ; et, en cas que ledit Godin fust dépossédé par maladye ou autrement de pouvoir exercer ladite chirurgie audit hospital, il luy sera payé la somme de deux cents livres de rente, sa vie durante seullement.

» Sur quoy délibéré, veu l'esnoncé cy-dessus, nous avons accepté laditte donation aux conditions cy-dessus et authorisé Monsieur Lallemand, administrateur en charge, à recevoir dudit sieur Le Huc laditte somme de dix mille livres, en passer contrat, et avons receu ledit Godin pour chirurgien de cet hospital aux mesmes gages de deux centz cinquante livres par an, son logement et le sel, parce que le vin ne sera donné que pendant le vivant dudit sieur Le Huc seullement, dont l'Hôstel-Dieu demeurera deschargé à l'advenir.

» Signé : De Montholon. »

Charles Le Huc mourut le 24 novembre 1699[1] et fut inhumé dans l'église de l'Hôtel-Dieu.

Il laissait pour héritier son frère Simon Le Huc, marchand de toiles à Rouen et possesseur d'une assez grosse fortune.

Celui-ci, par testament, exprima le désir que son corps fût inhumé dans l'église de l'Hôtel-Dieu, où précédemment avaient été inhumés son père et son frère.

Il laissait au Chapitre de Rouen 1,500 l. pour être employées à faire des carolles (ou grilles) à la chapelle Saint-Joseph et Sainte-Cécile en la Cathédrale ; un tiers de ses biens meubles aux religieux de l'Hôtel-Dieu, à charge de services religieux et aussi avec obligation de donner à perpétuité, par augmentation, aux pauvres malades de cet établissement, un quartier de poule et un demi-setier de vin les deux jours de Saint-Charles-Borromée et de Saint-Simon, en les invitant à prier Dieu pour les âmes de lui, de son frère et de leur père.

Un autre tiers de ses meubles devait être affecté à la construction

---

1. « Le 24 de novembre 1699 a été inhumé en cette église M\^e Charle Le Huc, maistre chirurgien à Roüen et ordinaire de l'Hôtel-Dieu, aagé de soixante et dix-huit ans, en présence de témoins soussignés : F. de Regnouval, S. Le Huc, Heurtault. »

d'une contretable au maître-autel de l'église de l'Hôtel-Dieu, d'après les plans qu'auraient à approuver ses exécuteurs testamentaires, qui étaient deux conseillers du Parlement, M. Vaignon et M. de Brèvedent de Saint-Martin.

Il mourut le 19 février 1704[1] et fut inhumé, suivant son désir, à côté de son père et de son frère, dans la chapelle de la Vierge de l'église de l'Hôtel-Dieu.

Ses exécuteurs testamentaires s'acquittèrent fidèlement de la mission qui leur avait été donnée, et bientôt, grâce à leurs soins, l'église de la Madeleine fut pourvue d'une décoration remarquable.

L'*Histoire de Rouen* (édition de 1710, t. III. pp. 46, 83-94; de 1731, 5ᵐᵉ partie, pp. 81, 95-100) rappelle les charitables fondations de Charles Le Huc et de son frère Simon. Elle donne une description très détaillée des trois autels qui furent, en 1705, élevés dans l'église de la Madeleine, grâce aux libéralités du second des deux frères, par les artistes rouennais Nicolas Ricouart, sculpteur, et Nicolas Loyer, architecte, à qui cette importante construction fit, dans le temps, le plus grand honneur.

Avec les années, les goûts se modifient étrangement, les sentiments de la reconnaissance s'affaiblissent et peu à peu s'éteignent tout à fait.

Lorsque l'Hôtel-Dieu eut été transféré au lieu de santé, l'idée ne vint à personne de chercher, pour les trois autels de 1705, une place quelconque dans cette nouvelle chapelle élégante, d'un genre nouveau, devenue aujourd'hui église paroissiale. Le moindre malheur qui ait pu leur arriver, c'est d'avoir été vendus pour servir à la décoration de quelque église de village, où peut-être sont-ils aujourd'hui dédaignés. Il semble moins naturel et même regrettable qu'on n'ait pas sauvé l'inscription tumulaire des Le Huc. Suivant toute vraisemblance, leurs ossements, avec ceux de toutes les personnes qui avaient été inhumées dans l'église de la Madeleine, auront été portés confusément dans le cimetière Saint-Maur et mêlés à ceux de la multitude des pauvres et des pestiférés.

Ch. DE BEAUREPAIRE.

1. « Le jeudi 21ᵉ de février 1704 a été inhumé dans la chapelle de la Sᵗᵉ Vierge, près l'autel, M. Simon Le Huc, vivant marchand bourgeois de cette ville, décédé le dix-neuvième du même mois, à 11 heures et demye du soir. Sont présents à l'inhumation : Monsieur Gilles Denys, advocat en Parlement, et le sʳ Chalot, mᵉ perruquier de cette ville, tous deux proches parents du deffunt. Signé : Challot, Denis. (Aux Archives de la Ville.) — « Délibéré qu'il sera dit et célébré un service pour feu M. Simon Le Huc, bienfaiteur dudict Hostel-Dieu, composé de vigilles, et de 3 grandes messes à diacre et sous-diacre, 14 mars 1704. (Archives du Département, délibérations de l'Hôtel-Dieu.) »

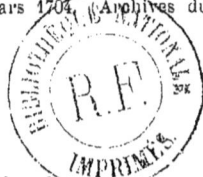

TABLE DES MATIÈRES

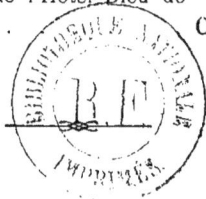

ROUEN. — IMPRIMERIE J. LECERF FILS.

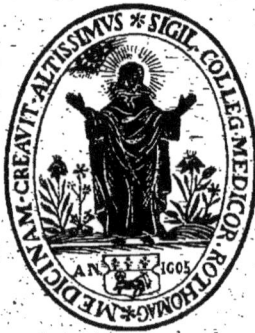

www.ingramcontent.com/pod-product-compliance
Lightning Source LLC
Chambersburg PA
CBHW071843200326
41519CB00016B/4212